Osteoporose

Osteoporose

Postmenopausale Osteoporose
Senile Osteoporose
Sekundäre Osteoporose
Osteoporose des Mannes

J. D. Ringe

83 Abbildungen
70 Tabellen

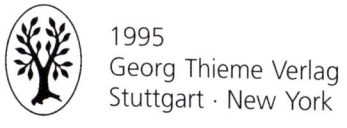

1995
Georg Thieme Verlag
Stuttgart · New York

Prof. Dr. med.
Johann Diederich Ringe
Leitender Arzt der Medizinischen Klinik IV
Klinikum Leverkusen
Akadem. Lehrkrankenhaus der Univ. zu Köln
51375 Leverkusen

Die Deutsche Bibliothek –
CIP-Einheitsaufnahme

Ringe, Johann D.:
Osteoporose : postmenopausale Osteo-
porose, senile Osteoporose, sekundäre
Osteoporose, Osteoporose des Mannes ;
70 Tabellen / J. D. Ringe. [Graphiken
Stephan Zimmermann]. – Stuttgart ;
New York : Thieme, 1995
ISBN 3-13-101071-1

© 1995 Georg Thieme Verlag
Rüdigerstraße 14
70469 Stuttgart
Printed in Germany

Graphiken: Stephan Zimmermann,
  Böheimstraße 18, 70178 Stuttgart
Satz: Dr. Ulrich Mihr GmbH, Tübingen
  System: VP 4.1.1
Druck: Grammlich, Pliezhausen
Buchbinder: Held, Rottenburg

ISBN 3-13-101071-1   2 3 4 5 6

Wichtiger Hinweis: Wie jede Wissenschaft ist die Medizin ständigen Entwicklungen unterworfen. Forschung und klinische Erfahrung erweitern unsere Erkenntnisse, insbesondere was Behandlung und medikamentöse Therapie anbelangt. Soweit in diesem Werk eine Dosierung oder eine Applikation erwähnt wird, darf der Leser zwar darauf vertrauen, daß Autoren, Herausgeber und Verlag große Sorgfalt darauf verwandt haben, daß diese Angabe dem *Wissensstand bei Fertigstellung des Werkes* entspricht.

Für Angaben über Dosierungsanweisungen und Applikationsformen kann vom Verlag jedoch keine Gewähr übernommen werden. Jeder Benutzer ist angehalten, durch sorgfältige Prüfung der Beipackzettel der verwendeten Präparate und gegebenenfalls nach Konsultation eines Spezialisten festzustellen, ob die dort gegebene Empfehlung für Dosierungen oder die Beachtung von Kontraindikationen gegenüber der Angabe in diesem Buch abweicht. Eine solche Prüfung ist besonders wichtig bei selten verwendeten Präparaten oder solchen, die neu auf den Markt gebracht worden sind. Jede Dosierung oder Applikation erfolgt auf eigene Gefahr des Benutzers. Autoren und Verlag appellieren an jeden Benutzer, ihm etwa auffallende Ungenauigkeiten dem Verlag mitzuteilen.

Vorwort

Die Osteoporose hat sich nach Jahrzehnten geringer Beachtung in den letzten Jahren definitiv als wichtigstes Krankheitsbild emanzipiert. Große Häufigkeit, sozioökonomische Bedeutung und die meist schwere Krankheitslast der Betroffenen haben dazu beigetragen. Das Interesse an der Osteoporose ist hauptsächlich durch die sich ständig weiter verbessernden Möglichkeiten in Diagnosestellung, Prävention und Therapie gewachsen.

Parallel zu der exponentiell angestiegenen Flut wissenschaftlicher Publikationen zur Osteoporose stieg die Anzahl der Informationen und Fehlinformationen in der Laienpresse. Patientenratgeber und Broschüren von Selbsthilfegruppen und Pharmaindustrie sowie Taschenbücher unterschiedlicher Qualität für bereits oder potentiell Betroffene ergänzen das breite Spektrum.

Die Zahl deutschsprachiger Lehrbücher für Studenten und Ärzte ist dagegen limitiert und der Erkenntniszuwachs auf dem noch relativ jungen Forschungsgebiet endodrin-metabolischer Osteopathien geht rasch voran. Die Durchsicht des eigenen, im Jahre 1991 erschienenen bislang umfangreichsten Lehrbuches zur Osteoporose zeigt, daß auf vielen Gebieten wichtige neue Aspekte hinzugekommen sind und sich die Sicht der Dinge laufend ändert.

Das hier vorgelegte Taschenbuch will in erster Linie einen größeren Leserkreis ansprechen. Es versucht in möglichst praxisnaher Darstellung alle wichtigen aktuellen Fragen zur Osteoporose abzuhandeln. Die große Zahl von Tabellen und Abbildungen soll dabei die rasche Information erleichtern. Auf die wissenschaftliche Belegung aller Aussagen mit Zitaten wurde im Gegensatz zu dem genannten Lehrbuch verzichtet. Ausgewählte Literaturstellen finden sich den einzelnen Kapiteln zugeordnet am Ende des Buches. Durch die sorgfältige Untergliederung der Kapitel kann mit Hilfe des Inhaltsverzeichnisses und ergänzend mit dem Sachwortregister jeder speziellen Fragestellung rasch nachgegangen werden.

Wichtig für die Benutzung ist, daß in vier Hauptkapiteln postmenopausale, senile, sekundäre und männliche Osteoporosen separat und gleichwertig dargestellt werden. Um Überschneidungen zu vermeiden, wurden vier allgemeine Kapitel vorangestellt. Sie beziehen sich auf Definition und Epidemiologie, Pathogenese, Klinik und Diagnostik und geben die Informationen, die für alle verschiedenen Osteoporoseformen in gleicher Weise gelten.

Ich hoffe, daß dieses Taschenbuch Unwissen und Unsicherheit bei der Diagnostik und Behandlung der Osteoporosen weiter reduziert, zum

Nutzen der Patienten im gemeinsamen Kampf gegen die Volkskrankheit Osteoporose.

Dem Thieme Verlag und besonders Frau Sigrun Hein sowie den Herren P. Helms und F.-J. Hombach sei gedankt für die gelungene Umsetzung des Manuskripts in ein ansprechendes Buch.

Leverkusen, November 1994   Johann Diederich Ringe

Inhaltsverzeichnis

Definition, Einteilung und sozioökonomische Bedeutung

Definition

Die Osteoporose wurde vor wenigen Jahren noch von vielen Ärzten als ein relativ unwichtiges und kaum beeinflußbares Phänomen des Alterns eingeschätzt. Dies lag sicher vor allem daran, daß der Verlust an Knochensubstanz im Skelett schwer zu diagnostizieren und entsprechend die Krankheit nur unscharf zu definieren war und weiterhin daran, daß wenige Ansatzmöglichkeiten zur Prävention und Therapie verfügbar waren.

Nach wesentlichen Fortschritten in der Grundlagenforschung, Diagnostik und Behandlung wird heute Knochenmassenverlust bzw. Osteoporose als eine der wichtigen Gesundheitsrisiken bzw. Volkskrankheiten der Menschheit eingeschätzt, etwa vergleichbar mit dem Hypertonus.

■ Kaplan charakterisierte kürzlich beide Krankheiten sehr treffend: "If high blood pressure is a silent killer, osteoporosis is a silent thief. It insidiously robs the skeleton of its banked resources, often for decades, before the bone is weak enough to sustain a spontaneous fracture".

Dieser Satz ist zwar keine Definition der Osteoporose, stellt aber als wesentliche Charakteristika einen progredienten, langzeitig unbemerkten Knochensubstanzverlust und eine spätere klinische Manifestation in Form von Frakturen heraus.

■ Seit den 70er Jahren war für lange Zeit nachfolgende Definition gültig: „Die Osteoporose ist durch eine Verminderung der Knochenmasse gegenüber der alters- und geschlechtsentsprechenden Norm charakterisiert, wobei die verbliebene Knochensubstanz normal zusammengesetzt ist".

Mit letzterem war gemeint, daß keine Untermineralisation im Sinne einer Osteomalazie vorliegt. Meist wurde trotz dieser Definition erst von Osteoporose gesprochen, wenn mindestens eine atraumatisch entstandene Wirbelfraktur im Röntgenbild nachweisbar war. Heute werden einerseits gewisse Normabweichungen in Mineralisation und Kristallinität bei der Osteoporose nicht mehr ausgeschlossen, andererseits wird aber vor allem neben dem pauschalen Knochenmasseverlust der damit stets einhergehende Strukturverlust der spongiösen Knochensubstanz als wichtiger Teilfaktor der mechanischen Insuffizienz des Knochengewebes hervorgehoben.

Abb. **1** zeigt in der oberen Hälfte einen räumlichen Blick in normal strukturierte Wirbelkörperspongiosa eines jungen Erwachsenen. Die Spongiosa ist aus Trabekeln und gebogenen Platten aufgebaut. In der 2dimensionalen Darstellung eines Schnittes durch den Oberschenkelhals (untere Bildhälfte) scheint dagegen der Knochen nur aus Bälkchen aufgebaut zu sein.

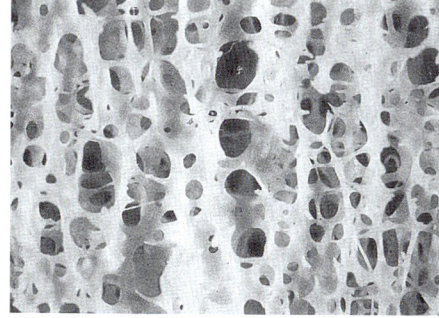

Abb. **1** Normale Knochenstruktur: räumlicher Aufbau des spongiösen Knochengewebes im Wirbelkörper (obere Hälfte) und Spongiosastruktur im Schnittpräparat des Oberschenkelhalses (untere Hälfte).

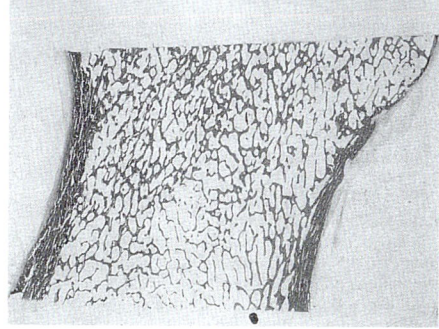

Im Vergleich dazu ist in Abb. **2** Wirbelkörper- und Oberschenkelhalsspongiosa bei einer ausgeprägten Osteoporose dargestellt. Spongiosaplättchen und -bälkchen sind perforiert bzw. unterbrochen und insgesamt rarefiziert. Am Oberschenkelhals fällt außerdem die deutliche Verschmälerung der Kortikalis auf.

Die mechanische Inkompetenz dieses Knochengewebes im Vergleich zur Situation beim jungen Erwachsenen (Abb. **1**) ist unmittelbar evident.

In den neueren Osteoporose-Definitionen wird der Verlust an „innerer Architektur" stets betont. Durch die inzwischen technisch ausgereift und weit verbreiteten verschiedenen Methoden der Osteodensitometrie kann Knochensubstanzverlust vor der ersten Fraktur eindeutig diagnostiziert werden. Insofern kann die Fraktur selbst kein Definitionskriterium mehr sein. Die signifikante Osteopenie mit erhöhtem Frakturrisiko wird in das Krankheitsbild Osteoporose als Frühstadium mit einbezogen.

Die aktuell von den meisten Experten akzeptierte Osteoporosedefinition lautet: „Die Osteoporose ist eine systemische Skeletterkrankung, charakterisiert durch eine Verminderung der Knochenmasse und Verschlechterung der Mikroarchitektur des Knochengewebes mit entsprechend reduzierter Festigkeit und erhöhter Frakturneigung".

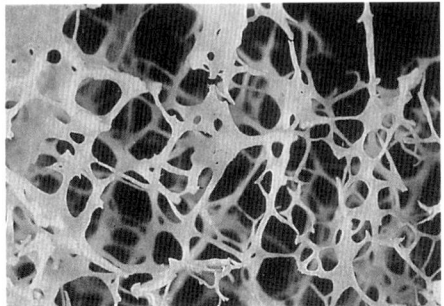

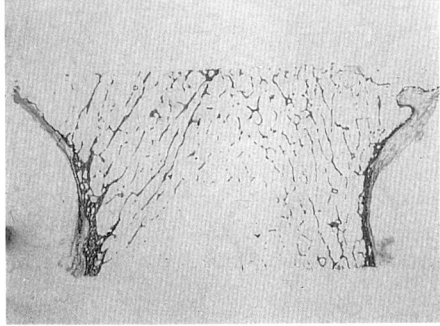

Abb. **2** Osteoporotische Knochenstruktur: im Vergleich zu Abb. **1** starke Rarefizierung der Spongiosa und Verschmälerung der Kortikalis am Oberschenkelhals.

Zu definieren bleibt, ab welchem densitometrisch faßbaren Grad der Verminderung der Knochenmasse von einer Osteoporose gesprochen werden soll (vgl. Klinische Stadien, S. 72, 73).

Eine Expertenkommission im Auftrag der WHO hat kürzlich für die Wirbelsäulen- und Femurmessung einen "Cutoff"-Wert von – 2,5 Standardabweichungen unterhalb des Mittelwertes des Referenzbereichs von gesunden Erwachsenen vorgeschlagen.

Einteilung

Lokalisierte und generalisierte Osteoporose

Nach dem Befallsmuster am Skelett werden generalisierte und lokalisierte Osteoporosen unterschieden. Letztere sollen hier nicht näher erörtert werden. Es wird lediglich eine Auflistung dieser nosologisch sehr unterschiedlichen, umschriebenen, skelettatrophischen Prozesse in Tab. 1 gegeben.

Gemeinhin sind mit dem Begriff Osteoporose die sog. generalisierten Osteoporosen gemeint. Diese müssen nicht immer das Gesamtskelett homogen betreffen, zeigen aber stets ein symmetrisches Muster am Skelett. So sind die *postmenopausalen Osteoporosen* zunächst oft achsenskelettbetont mit geringer Ausprägung an den Extremitäten. Die *senilen Osteoporosen* betreffen dagegen in der Regel das Gesamtskelett, können sich aber auch bevorzugt an den Röhrenknochen manifestieren.

Tab. 1 Übersicht lokalisierter Osteoporosen.

1. Morbus Sudeck (Algodystrophie)
2. Gelenknahe, bandförmige Osteoporose bei chronischer Polyarthritis
3. Lokalisierte Inaktivitätsosteoporose (z. B. nach Immobilisation einer Extremität)
4. Lokalisierte Osteoporose bei Vaskulitiden (z. B. Periarteriitis nodosa)
5. Diabetischer Fuß (Pathogenese: mikroangiopathisch-polyneuropathisch)
6. Transitorische Osteoporose im Hüftbereich (benigne, reversible lokalisierte Knochenatrophie)
7. Osteoporosis circumscripta cranii (Verlaufsform des M. Paget an der Schädelkalotte)

Einteilung nach dem Zeitpunkt der klinischen Manifestation

Die generalisierten Osteoporosen können nach dem zeitlichen Auftreten bzw. nach dem Zeitpunkt der Diagnosestellung eingeteilt werden (Tab. 2). Das jeweilige Adjektiv kennzeichnet dabei zunächst rein deskriptiv die Lebensphase, in der die Erkrankung klinisch apparent wird. Teilweise beinhalten diese Bezeichnungen jedoch auch mehr oder weniger gesicherte pathogenetische Bezüge (z. B. postpartale, postmenopausale, senile Osteoporose).

Über die Pathogenese der sehr seltenen *juvenilen Osteoporose* bzw. Erkrankungen im Kindesalter ist bislang praktisch nichts bekannt. Teil-

Tab. **2** Einteilung der generalisierten Osteoporosen nach dem zeitlichen Auftreten.

Osteoporoseform	Erläuterung
1. Osteoporose im Säuglingsalter	Osteogenesis imperfecta (sekundäre Osteoporose)
2. Osteoporose im Kindesalter bzw. juvenile Osteoporose	Pathogenetisch unklare, seltene idiopathische Osteoporose
3. Postpartale Osteoporose	Klinische Manifestation gegen Ende der Gravidität oder kurz nach Entbindung
4. Prämenopausale Osteoporose	Bezeichnet primäre Osteoporosen bei prämenopausalen Frauen
5. Postmenopausale Osteoporose	Eindeutiger Bezug zum Hormonsystem, andere Faktoren beteiligt
6. Präsenile Osteoporose	Nichtssagende Bezeichnung für bestimmte männliche Osteoporosefälle
7. Senile Osteoporose	Osteoporose in hohem Lebensalter bei beiden Geschlechtern mit speziellen alterstypischen Pathomechanismen

weise dürften abortive oder nicht sicher diagnostizierbare Varianten der Osteogenesis imperfecta zugrunde liegen. Selbstverständlich kommen andererseits sekundäre Osteoporosen im Kindesalter vor, die jedoch in der Regel klar der jeweiligen Grundkrankheit oder skelettalen Noxe zuzuordnen sind. Besonders schwere Osteoporoseverläufe werden z. B. bei einem im frühen Kindesalter auftretenden M. Crohn beobachtet.

Bei der sehr seltenen *postpartalen Osteoporose* wird eine fehlende Adaptation der kalziumregulierenden Hormone auf den erhöhten Kalziumbedarf während der Gravidität angenommen. Der zunehmende fetale Bedarf geht auf Kosten des mütterlichen Skeletts und wird nicht durch verbesserte enterale Ausnutzung oder Reduktion der renalen Kalziumelimination kompensiert. Normalerweise wird während der Schwangerschaft ein Kalziumdepot für die nachfolgende Laktation im Skelett angelegt. Die manifeste postpartale Osteoporose mit Wirbelfrakturen bessert sich in der Regel relativ problemlos im Sinne einer Defektheilung. Bei erneuten Graviditäten muß nicht zwangsläufig wieder ein Knochensubstanzverlust auftreten.

Die Pathogenese der beiden wichtigsten und häufigsten Osteoroseformen, der postmenopausalen und senilen Osteoporose, werden ausführlich in eigenen Kapiteln dargestellt.

Pathogenetische Einteilung

Klinik- und praxisrelevanter ist die pathogenetische Klassifikation von Osteoporose-Patienten. Dabei geht es im wesentlichen um die Differenzierung in einerseits *primäre oder idiopathische* Fälle und andererseits *sekundäre Osteoporosen*, die auf eine bestimmte Störung des Kalzium-Phosphat-Stoffwechsels bzw. eine Grundkrankheit zu beziehen sind. Diese wichtige Zuordnung ist in praxi in Einzelfällen nicht einfach, da zu entscheiden ist, ob eine bestimmte Störung oder Risikofaktoren für die vorliegende Osteoporose relevant waren und da mehrere Risikofaktoren unterschiedlich stark beteiligt sein können. Andererseits werden auch die Begriffe nicht ganz konsequent angewandt.

Im Prinzip sollten „primär" und „idiopathisch" gleichsinnig Osteoporosen mit komplett unbekannter Ätiologie bezeichnen. De facto werden jedoch unter dem Oberbegriff „primäre Osteoporosen" idiopathische, postmenopausale und senile Osteoporosen subsumiert, obwohl bei letzteren beiden pathogenetische Teilfaktoren bekannt sind. Ein Argument für diese international immer noch übliche Begriffsanwendung ist, daß der Sexualhormonmangel – obwohl sicher ein wesentlicher Faktor für die postmenopausale Osteoporose – nicht bei allen Frauen zur Osteoporose führt. Bei der senilen Osteoporose gibt es bei gründlicher

Tab. **3** Pathogenetische Einteilung der Osteoporosen.

Osteoporoseform	Erläuterung
Primäre Osteoporosen	
1. Idiopathische Opo*	Keinerlei RF* für Opo eruierbar
2. Primäre Opo mit RF	Ein oder mehrere RF potentiell pathogenetisch beteiligt
3. Postmenopausale Opo	Außer relativ kurzer Östrogen-expositionszeit des Skeletts keine weiteren RF eruierbar
4. Senile Opo	Unterschwellige RF beteiligt, aber kein dominierender Einzelfaktor im Sinne einer sekundären Opo
Sekundäre Osteoporose	
5. Monoätiologische sekundäre Opo	Einzelne Erkrankung oder RF ist Ursache der Opo
6. Polyätiologische sekundäre Opo	Multiple RF eindeutig für Opo-Entstehung maßgebend

* Opo = Osteoporose, RF = Risikofaktor

Anamnese und Untersuchung wohl kaum Patienten, bei denen nicht der eine oder andere Risikofaktor im Laufe des Lebens den Skelettstoffwechsel negativ beeinflußt hat.

Dennoch halten wir bis auf weiteres an der üblichen pathogenetischen Einteilung fest. Weitere Aufklärung der Pathomechanismen der Osteoporose wird womöglich den Begriff primäre Osteoporose überflüssig machen. Besonders durch die eigene Beschäftigung mit einer großen Zahl männlicher Osteoporosefälle haben wir jedoch gelernt, bei primären und sekundären Osteoporosen weitere Untergruppen zu differenzieren, die in Tab. 3 erläutert werden. Während die sekundären monoätiologischen Osteoporosen in der Regel eindeutig zu diagnostizieren sind, ist es unbestritten in Einzelfällen schwierig, zwischen Nr. 2 und Nr. 6 der Tab. 3 zu differenzieren. Entscheidend ist jedoch nicht die Nomenklatur, sondern daß die Risikofaktoren erfaßt, wenn möglich quantifiziert und vor allem bei der Behandlung berücksichtigt werden (s. Osteoporose bei Männern S. 180).

Sozioökonomische Bedeutung

Die Osteoporose erfüllt die 3 Kriterien einer wichtigen und praxis-relevanten Krankheit:
1. Sie ist sehr häufig.
2. Sie ist diagnostizierbar.
3. Sie ist behandelbar.

Die Osteoporose wird heute zu den bedeutenden Volkskrankheiten gerechnet. Die WHO hat die Osteoporose in die Liste der wichtigsten Krankheiten der Menschheit aufgenommen und damit einen bevorzugten Forschungsbedarf auf dem Gebiet der metabolischen Osteopathien herausgestellt. Die große sozioökonomische Bedeutung der Erkrankung ist damit heute unbestritten. Sie beruht hauptsächlich auf 3 Aspekten: der hohen Prävalenz, den erheblichen Kosten für das Gesundheitssystem und auf der meist starken Beeinträchtigung der Lebensqualität der Betroffenen.
Wie bei vielen anderen Krankheiten mit bevorzugter Manifestation in der 2. Lebenshälfte (z. B. Arteriosklerose, Arthrosen, Krebsleiden) korreliert die Osteoporose mit der Altersstruktur einer Population. Sie verdankt somit ihre große Bedeutung der in den letzten 100 Jahren ständig gestiegenen Lebenserwartung in den Industrienationen und ist in vielen Ländern der dritten Welt noch kein großes Problem. Sehr beunruhigend sind die in verschiedenen europäischen Studien gefundenen Hinweise, daß die Osteoporose-Inzidenz oft stärker ansteigt, als durch die sich ändernde Altersstruktur zu erklären ist. Das kann bedeuten, daß ein Wandel in Lebensstil und Risikofaktorenprofil in den jeweiligen Populationen beteiligt ist.
Für die kommenden Dekaden wird vor allem in vielen sogenannten Schwellenländern Asiens und Südamerikas die Osteoporose zu einem großen Problem werden. Aber auch für Europa wird trotz Bevölkerungsschwundes von einem weiteren Anstieg der Osteoporoseprävalenz ausgegangen.
Die in Abb. **3** prognostizierte Bevölkerungsentwicklung für Deutschland mit einer Abnahme der 20- bis 60jährigen und Anstieg der über 60jährigen macht diese drohende Entwicklung plausibel. Unklar ist dabei, inwieweit durch die heute verfügbaren Möglichkeiten der Prävention und Therapie dieses Problem entschärft werden kann. Trotz der anerkannten Bedeutung der Osteoporosekrankheit gibt es bislang in Deutschland keine epidemiologischen Untersuchungen, welche die Osteoporoseinzidenz bzw. -prävalenz insgesamt erfaßt haben. Meist werden Zahlen für einzelne Frakturtypen vorgelegt. Am meisten Informa-

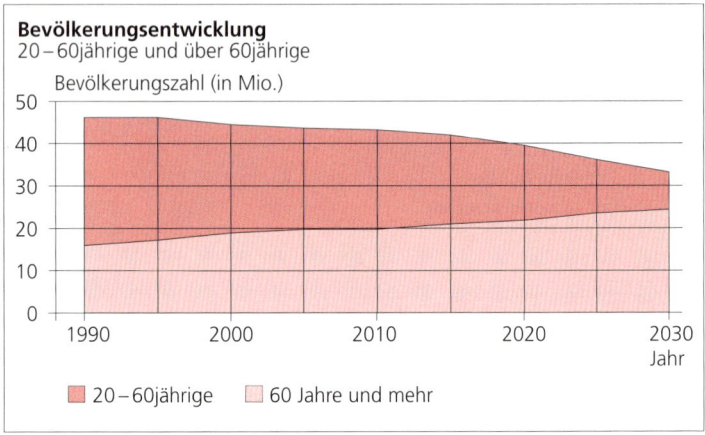

Bevölkerungsentwicklung
20–60jährige und über 60jährige

Abb. **3** Die Zunahme der über 60jährigen in unserer Bevölkerung wird in den kommenden Dekaden das Osteoporose-Problem verschärfen.

tionen gibt es über die proximalen Femurfrakturen (vgl. Senile Osteoporose S. 121). Wir bleiben also auf Schätzungen angewiesen. Für die Bundesrepublik Deutschland, einschließlich der neuen Bundesländer, also eine Population von rund 80 Mio. Menschen, gehen wir von 6–8 Mio. Osteoporose-Patienten aus, d. h. 7,5–10 % der Bevölkerung sind betroffen. Nur ein Teil dieser Patienten ist diagnostiziert und wird ärztlich betreut.

Entsprechend dieser nur geschätzten Prävalenz sind Kostenschätzungen noch unschärfer. Geht man davon aus, daß allein für die hüftnahen Femurfrakturen bei uns ca. 900 Mio. DM pro Jahr aufgewendet werden, so dürften die Gesamtkosten für die Osteoporosekrankheit sicher 2 Mrd. DM überschreiten. Weitere epidemiologische Aspekte sind den speziellen Kapiteln postmenopausale, senile, sekundäre und männliche Osteoporose zugeordnet.

Allgemeine
Pathophysiologie

Aufbau und Funktion des Skeletts

Das Skelett des Erwachsenen macht ca. 15% des Körpergewichtes aus und besteht aus 206 einzelnen Knochen. Hauptbestandteil des Erwachsenenskeletts sind der kompakte Knochen (Kortikalis) und der spongiöse Knochen (Spongiosa). Der Knochenaufbau ist ein klassisches Beispiel für eine Leichtbaukonstruktion mit dem Ziel, mit möglichst wenig Material und damit auch möglichst wenig fortzubewegendem Gewicht ein Maximum an mechanischer Festigkeit zu erreichen. So bestehen nur ca. 20% des Gesamtskelettvolumens aus mineralisierter Knochenmatrix, während etwa 80% Volumenanteile auf das Hohlraumsystem der Markräume entfallen.

Von der Gesamtknochenmasse entfallen praktisch in der gleichen Relation 80% auf die Kortikalis und 20% auf die Spongiosa. Die Architektur der Spongiosa aus räumlich gebogenen Knochenplatten und -bälkchen wurde bereits in Abb. **1** gezeigt. In den einzelnen Spongiosaelementen sind mehrere lamelläre Matrixschichten in parallelen Lagen angeordnet. Sie folgen nicht unbedingt dem Längsverlauf eines Spongiosaelementes. Vielmehr sind die Schichtsysteme der Lamellen häufig gegeneinander versetzt, entsprechend den wechselnden Anbau- und Abbauphasen des spongiösen Knochens. Die Lamellensysteme sind voneinander durch lichtmikroskopisch erkennbare Kittlinien getrennt.

Die Kortikalis der langen Röhrenknochen ist aus Haversschen Systemen oder Osteonen aufgebaut. Diese bestehen aus parallel zur Längsrichtung der Diaphyse angeordneten Knochenzylindern, wobei jedes zylindrische Osteon ca. 3–9 mm lang ist, bestehend aus 4–20 in horizontalen Ringen angeordneten Knochenmarkslamellen, die einen zentralen gefäßführenden Kanal umgeben. Zwischen den Haversschen Systemen liegen die sog. Schaltlamellen, welche Residuen älterer, bereits umgebauter Haversscher Systeme sind. Abb. **4** zeigt die komplexe Architektur des kompakten Knochens. Zur äußeren Oberfläche des Knochens hin werden die Haversschen Systeme von mehreren durchgehenden Knochenlamellen ummantelt, den sog. Generallamellen.

Im Kontext mit der Osteoporose ist das Skelett in erster Linie Stützorgan. Die Osteoporosekrankheit demonstriert drastisch die Folgen einer Skelettinsuffizienz, d. h. eines Verlustes an mechanischer Festigkeit. Die Knochen verleihen dem Organismus seine typische Gestalt und sind integraler Bestandteil des Bewegungsapparates, gemeinsam mit Muskeln, Sehnen, Bändern und Gelenken. Als Ansatz der Muskulatur ermöglicht das Skelett Bewegung und Fortbewegung. Daneben hat das Skelett jedoch noch andere wichtige Funktionen: Es beherbergt in seinen Hohlräumen das Knochenmark und ist das entscheidende Mineralreservoir des Organismus.

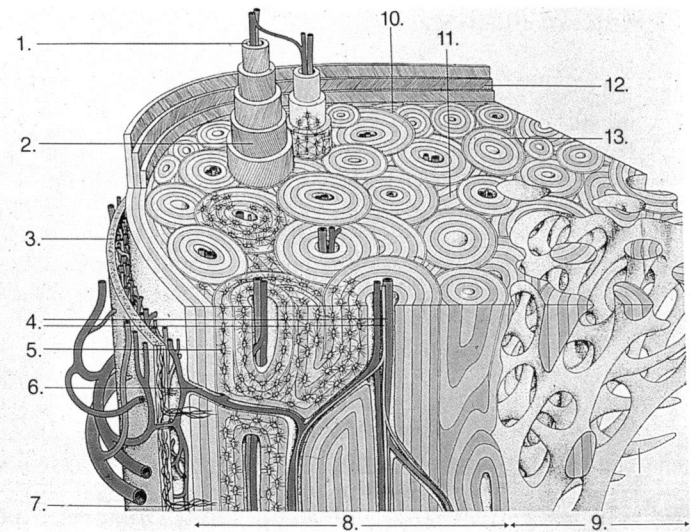

Abb. **4** Aufbau des kortikalen Knochengewebes. 1. Zentralkanal, 2. Haverssche Lamelle, 3. Periost, 4. Blutgefäße, 5. Osteozyt, 6. Volkmannscher Kanal, 7. Sharpeysche Fasern, 8. kompakter Knochen, 9. spongiöser Knochen, 10. Zementlinie, 11. Schaltlamellen, 12. Primärlamelle, 13. Haversches System (Osteon).

Die mineralisierte Knochensubstanz besteht zu ca. 50% aus anorganischen Mineralien (vor allem Hydroxyapatit), 25% organischer Grundsubstanz und 25% Wasser. Die Matrix besteht zu 90% aus Kollagen Typ I und zu 10% aus anderen nichtkollagenen Proteinen, wie z.B. den Glykoproteinen Osteocalcin, Osteonektin, Bone Sialoprotein I, Osteopontin, Alpha-2-HS-Glykoprotein sowie verschiedenen Proteoglykanen. Bezüglich der Depotfunktion steht Kalzium an erster Stelle. 99% des Gesamtkalziumgehaltes des Organismus ist im Skelett gespeichert. Aber auch ca. 90% des Phosphates, 80% des Karbonates, 70% des Citrates, 60% der Natrium- und 50% der Magnesiumvorräte des Organismus finden sich im Skelett.

Die Funktion „Mineralreservoir" spielt für die Osteoporosepathogenese eine wichtige Rolle. Bei ungenügender oraler Kalziumzufuhr wird die Kalziumhomöostase auf Kosten des Skelettes aufrechterhalten, d.h. die multiplen essentiellen biochemischen Funktionen des 2wertigen Kalziumions rangieren vor der mechanischen Funktion als stabilisierende Mineralien im Knochen.

Kalziumhomöostase

Es bestehen erhebliche Gradienten zwischen diesem Depot an ossärem Kalzium und der bei ca. 10^{-3} mol liegenden extrazellulären Plasmakonzentration und der nochmals um den Faktor 10 000 niedrigeren intrazellulären Konzentration von 10^{-7}. Die Aufrechterhaltung der Kalziumhomöostase ist somit für den Organismus existentiell. Der Serum-Kalzium-Spiegel wird u. a. durch Parathormon, 1,25-Dihydroxycholecalciferol (Calcitriol) und Calcitonin in einem relativ engen Normalbereich (2,2 – 2,6 mmol/l) meist auf mittlerem Niveau gehalten.

Viele zelluläre Aktivitäten werden durch Kalzium gesteuert. Das zweiwertige Ion ist ein universeller „second messenger", dessen Konzentration als Antwort auf einen extrazellulären chemischen oder elektrischen Reiz auf die Zellmembran intrazellulär erhöht wird. Die Konzentrationserhöhung setzt weitere Folgereaktionen in Gang, wobei spezifische kalziumbindende Proteine wie das Calmodulin aktiviert werden. Akute Änderungen im extrazellulär-intrazellulären Kalziumgradienten sind ein Signal für lebende Zellen, über das Funktionen wie Erregung, Bewegung, Sekretion, aber auch Zellteilung und Differenzierung ausgelöst werden.

Daneben benötigt eine ganze Reihe wichtiger enzymatischer Reaktionen Kalzium als Kofaktor. Das Element Kalzium spielt also eine duale Rolle. In kleinen Mengen als zweiwertiges Kation ist es der wichtigste Regulator zahlreicher Zellfunktionen, und in größeren Mengen ist es die wichtigste mineralische Komponente des Stützapparates.

In diesem Dualismus der Kalziumfunktion und der erwähnten Priorität der Kalziumhomöostase liegt ein wichtiger Faktor der Pathogenese der Osteoporose. Diese Problematik tauchte in der Evolution erst mit dem Verlassen der Urozeane und der Eroberung des Landes auf.

Die Fische der Urzeit bewegten sich in einem kalziumreichen Milieu. Zwischen dem Kalziumgehalt des Meerwassers und dem Serum-Kalzium aller heute noch lebenden Tierspezies besteht kein wesentlicher Gradient. Fische können Kalzium über die Kiemen problemlos aufnehmen und ausscheiden. Das feste Land erwies sich dagegen als kalziumarmes Milieu. Kalzium konnte nur unregelmäßig und schubweise mit der jeweilig aufgenommenen Nahrung zugeführt werden. Die Antwort der Evolution war die Entwicklung der Kalziumhomöostase und Benutzung des Skeletts als Depot.

Knochenformation und Knochenresorption

Osteoblasten sind hochspezialisierte Zellen, die in der Lage sind, Knochenmatrixbausteine zu synthetisieren und zu sezernieren und damit Knochensubstanz aufzubauen. Aus dem so gebildeten Osteoid wird durch Einlagerung von Hydroxyapatitkristallen mineralisiertes, festes Knochengewebe. Reife Osteoblasten stellen sich histologisch als kubische, epithelartig angeordnete Zellen dar, die ein- oder mehrschichtig den Knochenoberflächen aufliegen.

Im Rahmen der Knochenformation wird ein Teil der Osteoblasten in die Knochensubstanz eingemauert. Diese sog. Osteozyten haben durch zahlreiche hauchdünne Kanäle untereinander Kontakt. Die Osteozyten haben keine Bedeutung für die Knochenformation mehr, sondern sind für die Aufrechterhaltung der Kalziumhomöostase von Bedeutung. Es wird diskutiert, daß die Osteozyten bei der Verarbeitung mechanischer Reize auf den Knochen beteiligt sind.

Der dritte wichtige Zelltyp im Knochengewebe ist der mehrkernige Osteoklast. Diese Zellen leiten sich zytogenetisch aus monozytären Zellen ab und entstehen aus diesen durch Fusion. Die Osteoklasten sind mobile, sehr stoffwechselaktive Zellen, die muldenförmige Resorptionslakunen oder auch Resorptionstunnel in das reife Knochengewebe hin-

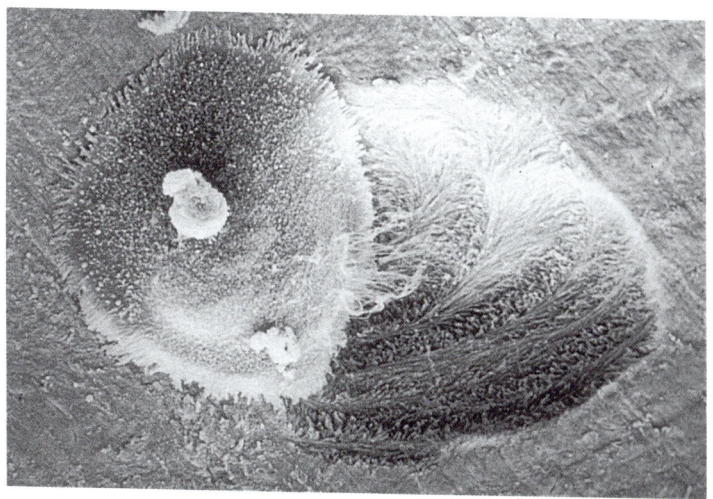

Abb. 5 Reifer Osteoklast und von ihm resorbierte Howshipsche Lakune.

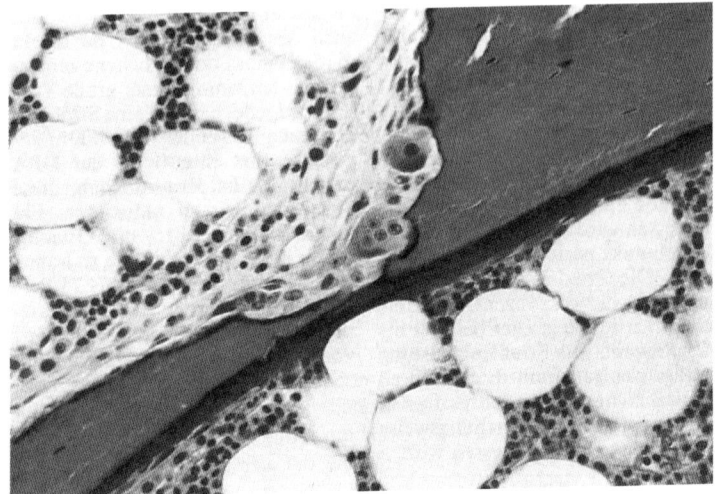

Abb. **6** Perforierende Osteoklasie: Die Tiefe der Resorptionslakune erreicht die Trabekeldicke.

einfräsen. Der basale Bürstensaum der Osteoklasten sezerniert dabei H^+-Ionen und schafft ein saures Milieu auf der Knochenoberfläche. Zugleich werden verschiedene matrixauflösende Enzyme sezerniert. Abb. **5** zeigt im rasterelektronenmikroskopischen Bild einen Osteoklasten, der sich aus der von ihm resorbierten Lakune fortbewegt.

In Abb. **6** ist dagegen ein histologisches Schnittpräparat eines Spongiosabälkchens wiedergegeben, das durch eine tiefe Resorptionslakune (mit 2 Osteoklasten im Anschnitt) perforiert wird. Auf der anderen Bälkchenseite findet sich ein schmaler, neu angelagerter Osteoidsaum. Entscheidend für das Verständnis der Osteoporosepathogenese ist, daß osteoblastäre Knochengewebsformation und osteoklastäre Resorption unter physiologischen Bedingungen gekoppelt sind. Osteoblastenstimulation durch z.B. Parathormon löst osteoklastäre Resorption aus. Letztere setzt aus der Knochenmatrix verschiedene Faktoren frei, die wiederum die Osteoblasten stimulieren. Eine Vielzahl von Zytokinen bzw. local growth factors wurden in den letzten Jahren nachgewiesen, welche die Kooperation von Osteoblasten und Osteoklasten steuern.

Peak Bone Mass und Remodeling

Essentiell für das Verständnis der Pathogenese der Osteoporose sind die Begriffe Peak Bone Mass und Bone Remodeling. Abb. 7 zeigt den altersabhängigen Verlauf von Referenzwerten der Knochendichte am Radiusschaft für Frauen und Männer, erhoben mit der Methode der Single-Photonen-Absorption (SPA). Beide Geschlechter erreichen nach dieser Eigenuntersuchung zwischen dem 30. und 40. Lebensjahr die maximale oder Gipfelknochenmasse am Radius. Diese sog. Peak Bone Mass ist offensichtlich bei Männern höher als bei Frauen. Es versteht sich, daß eine hohe Peak Bone Mass günstig ist, und daß eine niedrige Ausgangsmasse eine frühe Osteoporosemanifestation begünstigen kann. Die Gipfelknochenmasse wird neben genetischen Faktoren von Lebensbedingungen (Ernährung, Bewegung, Erkrankungen) in Kindheit und Jugend beeinflußt. Neueste Daten aus Australien weisen darauf hin, daß der genetische Faktor offenbar sehr erheblich ist. In einer Population fanden sich unterschiedliche Allel-Konstellationen für das Vitamin-D-Rezeptorgen. Diese genetisch differenten Gruppen zeigten signifikante Unter-

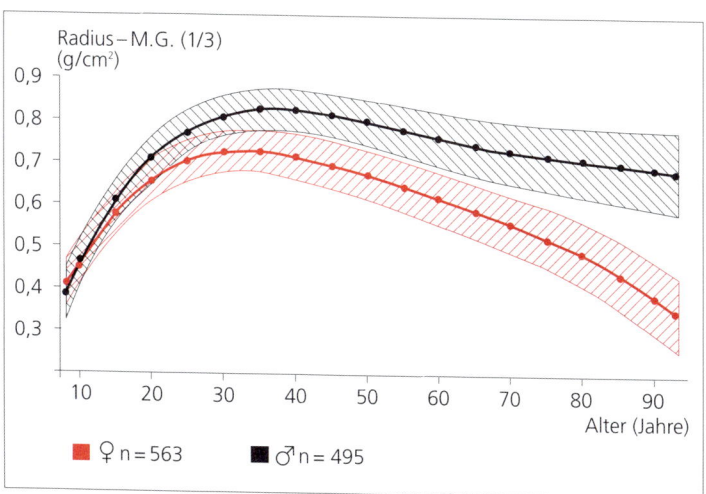

Abb. **7** Altersabhängiger Verlauf des Mineralgehaltes am Radiusschaft (1/3 der Länge von distal) bei gesunden weiblichen und männlichen Probanden: Zwischen 30. und 40. Lebensjahr wird die Peak Bone Mass erreicht, die beim männlichen Geschlecht signifikant höher liegt.

schiede in der Knochendichte. Sofern diese Daten international bestätigt werden, ist ein erheblicher genetischer Teilfaktor für die Osteoporose bewiesen, und es ergibt sich ein diagnostischer Ansatz für die Erfassung von Personen mit hohem Osteoporoserisiko.

Nach dem Aufbau des Skeletts bis zur Skelettreife (Modeling) erfolgt eine regelmäßige Materialerneuerung des Knochengewebes. Bei diesem als Remodellierung (Remodeling) bezeichneten Vorgang (Abb. 8) wird von einer lokalen Gruppe von kooperierenden Zellen zunächst eine Lakune ausgehöhlt. Dieser Abbauvorgang stimuliert Vorläuferzellen zu reifen Osteoblasten, welche den Defekt mit Osteoid auffüllen. Nach Mineralisation ist ein neues Stückchen Knochen entstanden, das als Knochenstruktureinheit (bone structural unit = BSU) bezeichnet wird.

Für die Osteoporosegenese ist entscheidend, daß beim Bone Remodeling in der 2. Lebenshälfte stets eine mehr oder wenig ausgeprägt negative Knochenbilanz zu verzeichnen ist. D.h. die ausgehöhlte Lakune

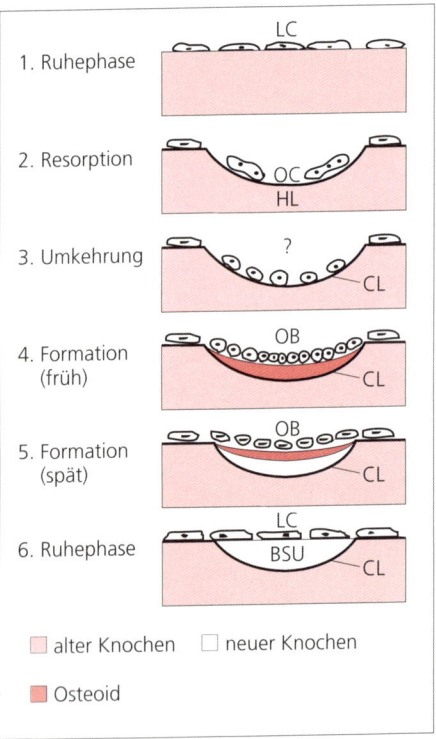

Abb. **8** Knochengewebsremodeling (Bone remodeling). (LC = flache, inaktive lining cell, OC = Osteoklast, HL = Howshipsche Lakune, CL = Zement Linie, OB = Osteoblast, BSU = Bone structural unit.)

1. Ruhephase

LC

2. Resorption

OC
HL

3. Umkehrung

?
CL

4. Formation (früh)

OB
CL

5. Formation (spät)

OB
CL

6. Ruhephase

LC
BSU
CL

■ alter Knochen □ neuer Knochen
■ Osteoid

ist tiefer, als die Osteoblasten aufzufüllen vermögen, und es bleibt eine kleine Delle an der Knochenoberfläche. Nach und nach werden die Knochenbälkchen dünner oder irreversibel perforiert (vgl. Abb. **6**). Bei niedrigem Knochenumsatz, d. h. bei nur vereinzelten Knochenumbaueinheiten pro Trabekeloberfläche, resultiert langsamer Knochenverlust. Sind an zahlreichen Stellen dicht an dicht Knochenumbaueinheiten aktiv (high turnover), kommt es zu raschem Knochenverlust. Es ist zu folgern, daß niedrige Peak Bone Mass und hoher Knochenumbau besonders rasch zur Manifestation einer Osteoporose führen müssen.

Risikofaktorenkonzept

Peak Bone Mass und Remodeling können, abgesehen von der bereits erwähnten genetischen Vorgabe, durch eine Vielzahl von Faktoren negativ beeinflußt werden. In der Vergangenheit wurde zwischen sog. Risikofaktoren der Osteoporose (Tab. 4) und Gesundheitsstörungen bzw. Noxen unterschieden, welche eine sekundäre Osteoporose auslösen können. Die pathogenetische Wertigkeit einzelner Risikofaktoren in der Tab. 4 wird dabei aufgrund epidemiologischer Daten sehr unterschiedlich eingeschätzt. Zwischen vielen Faktoren bestehen Wechselbeziehungen. So ist z. B. Rauchen oft mit Alkoholkonsum, geringer körperlicher Aktivität und auch meist mit geringer Kalziumaufnahme assoziiert.

Bei dieser Trennung von Risikofaktoren einerseits und sekundären Osteoporosen andererseits ergaben sich Überschneidungen und Unklarheiten. So galt z. B. Inaktivität als Risikofaktor, Immobilität als Ursache einer sekundären Osteoporose. Ähnliches galt für Alkoholkonsum und alkoholische Leberzirrhose, kalziumarme Diät und völliges Meiden von Milch, z. B. bei Lactoseintoleranz.

Die Differenzierung in sog. Risikofaktoren und pathogenetische Faktoren sekundärer Osteoporosen ist in der Praxis nicht durchzuhalten. Entscheidend ist, mit welcher Dauer und Intensität in der Vergangenheit ein möglicher Faktor Kalziumstoffwechsel bzw. Skelett negativ beeinflußt haben könnte. Nach unserer Auffassung sollten daher alle potentiellen Skelettnoxen als Risikofaktoren bezeichnet werden. Eine Übersicht über eine derartige Auflistung aller wichtiger Risikofaktoren gibt Tab. 5.

Wie bei der Einteilung der Osteoporosen dargelegt (vgl. Tab. 3), können diese Risikofaktoren unterschwellig zu sog. primären Osteoporosen beitragen oder bei eindeutiger und erheblicher Relevanz eine monoätiologische bzw. polyätiologische sekundäre Osteoporose auslösen.

Von 300 Patienten, die sich in einer amerikanischen Spezialklinik für Osteoporose vorstellten, hatten 180 (= 60%) eine Osteoporose. Bei die-

Tab. **4** Klassische Risikofaktoren der Osteoporose.

1. *Bewegungsmangel:*	sitzende Tätigkeit, kein Sport, Immobilität
2. *Kalziumarme Kost:*	Laktoseintoleranz, phosphat-, faserreich
3. *Genetische Disposition:*	positive Familienanamnese
4. *Östrogenmangel:*	frühe Menopause, sekundäre Amenorrhö, Nullipara
5. *Schlanker Habitus:*	helle, dünne Haut, blond, graziler Skelettbau
6. *Starkes Rauchen:*	Alkohol, Koffein

Tab. **5** Gesamtübersicht über die wichtigsten Risikofaktoren, die bei Männern und Frauen eine Osteoporose verursachen oder zu Osteoporose beitragen können.

1. *Bewegung:*
   geringe körperliche Aktivität, langfristige Bettruhe, Paraplegie, Hemiplegie, Raumfahrt.

2. *Ernährung:*
   lebenslang geringe Kalziumzufuhr, phosphat-, protein- und faserreiche Kost.

3. *Genußmittel:*
   chronisch hoher Alkoholkonsum, Zigarettenrauchen, Koffein.

4. *Genetik:*
   weiße oder asiatische Rasse, familiäre Osteoporosehäufung, grazile Skelettanlage (Vitamin-D-Rezeptor-Gen?).

5. *Endokrine Erkrankungen:*
   Hypogonadismus, Cushing-Syndrom, Hyperthyreose, primärer Hyperparathyreoidismus, Hyperprolaktinämie, Akromegalie, idiopathische Hyperkalzurie, Diabetes mellitus.

6. *Maligne Erkrankungen:*
   Plasmozytom, myelo- und lymphoproliferative Erkrankungen, diffuse skelettale Metastasierung.

7. *Medikamente:*
   Kortikoide, Heparin, Thyroxinüberdosierung, Laxanzien, Antikonvulsiva, Lithium, GnRH-Analoga, Gluthethimid.

8. *Gastroenterologische Erkrankungen:*
   Magenresektionen, Morbus Crohn, Colitis ulcerosa, Pankreasinsuffizienz, Leberzirrhosen.

9. *Kollagenstoffwechselkrankheiten:*
   Osteogenesis imperfecta, Marfan-Syndrom, Ehlers-Danlos-Syndrom.

10. *Sonstige Erkrankungen:*
    Niereninsuffizienz, Asthma bronchiale, chronische Polyarthritis, M. Crohn u. a. entzündlich-immunologische Systemerkrankungen.

sen fanden sich bei 83 (= 46%) eine oder mehrere Begleitdiagnosen mit potentiell negativer Auswirkung auf Kalziumstoffwechsel und Skelett. In Tab. **6** sind diese insgesamt 123 „Risikofaktoren" bei 83 Patienten, geordnet in 4 Hauptgruppen, aufgelistet. Viele Risikofaktoren decken sich mit in Tab. **5** aufgeführten Punkten. Interessant ist auch ein Vergleich mit den Risikofaktoren, die wir bei einem großen Kollektiv von männlichen Osteoporosen aufdecken konnten (s. Osteoporose des Mannes S. 181).

Das heutige Risikofaktorenkonzept der Pathogenese der Osteoporose beinhaltet im wesentlichen die Erkenntnis, daß die Osteoporose das Endresultat lebenslanger multipler Einflüsse auf den Knochenstoffwechsel darstellt.

"Senile osteoporosis is a pediatric disease", formulierte der englische Endokrinologe Dent bereits 1972.

Der Grundstock der Osteoporose kann bereits in der Kindheit gelegt werden. Das Skelettsystem spiegelt in gewisser Weise die Biographie des Patienten wider. Die guten und schlechten Jahre für den Knochen blei-

Tab. **6** Begleitdiagnosen mit potentieller Skelettschädigung bei 83 von 180 Osteoporosepatienten (nach B. E. Johnson et al., 1989).

Endokrin:		*Gastrointestinal:*	
Glukokortikoide	(26)	Laktasemangel	(4)
frühe Menopause	(17)	einheimische Sprue	(3)
niedriges 25-OH-D	(10)	Malabsorption postoperativ	(2)
Hyperthyreose	(7)		
– iatrogen	(5)	*Sonstige:*	
Diabetes mellitus	(5)	Chemotherapie bei Karzinom	
Hyperparathyreoidismus	(3)	oder c. P.	(8)
polyzystische Ovarien	(1)	Skoliose	(7)
Hyperprolaktinämie	(1)	chronische Polyarthritis	(5)
		Poliomyelitis	(4)
Maligne:		Nephrolithiasis	(4)
Plasmozytom	(2)	Alkoholabusus	(4)
Mammakarzinom	(2)	langzeitige Bettruhe	(3)
akute Leukämie	(1)	Morbus Paget	(3)
Sarkom	(1)	Unterernährung	(2)
Morbus Hodgkin	(1)	Phenhydantherapie	(1)
		Sarkoidose	(1)

ben archiviert, vergleichbar den Jahresringen auf einer Baumscheibe. Ein besonders wichtiger und selbst beeinflußbarer komplexer Faktor ist die lebenslange Ernährungsweise. Die nutritiven Aspekte sollen daher kurz separat betrachtet werden.

Ernährung und Skelett

Aus den bislang dargestellten pathophysiologischen Grundzügen wird bereits deutlich, daß die Integrität des Skelettsystems u. a. entscheidend von der Ernährung und vor allem von einer regelmäßigen ausreichenden Kalziumzufuhr abhängen muß. Neben dem Kalziumgehalt der Nahrung sind jedoch zahlreiche andere Nahrungsbestandteile für den Skelettaufbau essentiell bzw. können mit der Kalziumresorption interagieren.

An Bausteinen der mineralischen Skelettsubstanz könnte theoretisch ein nutritiver Mangel an Phosphat, Magnesium, Fluorid und verschiedenen Spurenelementen eine pathogenetische Rolle bei Osteopathien spielen. De facto kommt dies jedoch kaum vor, speziell nicht bei der Osteoporose.

Ein Mangel an Phosphat ist sehr selten, z. B. bei längerer parenteraler Ernährung. Eine weitere seltene Ursache einer Hypophosphatämie ist eine renal tubuläre Störung mit Phosphatverlust (Phosphatdiabetes). Die Folge einer langzeitigen Hypophospatämie ist in der Regel eine Rachitis bzw. beim Erwachsenen eine Osteomalazie. Milde Formen können nach neuen Befunden bei Männern offenbar auch eine Osteoporose auslösen.

Tab. 7 gibt eine Übersicht über Ernährungsfaktoren, die sich negativ auf die Kalziumbilanz auswirken durch niedrige enterale Kalziumresorption oder erhöhte renale Verluste sowie das sicher seltenere Problem einer Beeinträchtigung der Matrixsynthese. Die Zusammenhänge sind oft komplex durch Interaktionen einzelner Faktoren und sekundäre endokrine Effekte. Einige wichtige Beispiele seien kurz dargestellt:

Tab. **7** Ernährungsfaktoren mit negativem Effekt auf die Kalziumbilanz und potentieller Beeinträchtigung der Matrixsynthese.

Verminderte enterale Kalziumresorption	Erhöhte renale Kalziumverluste	Verminderte Knochenmatrixsynthese
– geringe Ca-Zufuhr – Vitamin-D-Mangel – viel Phosphat – viel Oxalat, Phytat, Fasern – Laktasemangel	– viel Protein – viel NaCl – Koffein – Alkohol – Azidose	– Proteinmangel – hypokalorische Ernährung – einheim. Sprue – exsudative Enteropathie

■ Hypokalorische Ernährung mit Proteinmangel kann per se durch Substratmangel, aber auch durch sekundären Hypogonadismus und Hyperkortisolismus zu einem Sistieren der Knochenformation führen. Ein typisches Beispiel hierfür ist die Anorexia nervosa mit sekundärer Amenorrhö und dem Risiko der Osteoporoseentstehung.

■ Vitamin-D-Mangel durch ungenügende Zufuhr, Malabsorptionssyndrome oder ungenügende Sonnenexposition führt zu verminderter enteraler Kalziumresorption. In ausgeprägten Fällen resultieren wiederum Rachitis bzw. Osteomalazie, kombiniert mit einem sekundären Hyperparathyreoidismus. Durch unterschwelligen D-Mangel wird jedoch eine Osteoporoseentwicklung begünstigt. Gestörte 1-α-Hydroxylierung des Lebermetaboliten 25-Hydroxycholecalciferol in der Niere zum aktiven Calcitriol (1,25-Dihydroxycholecalciferol) z.B. bei Niereninsuffizienz führt dagegen zum komplexen Bild der renalen Osteopathie bzw. der Dialyseosteopathie.

■ Alkohol führt nicht erst bei eingetretener Leberzirrhose durch gestörten Gallenfluß und Malabsorption des fettlöslichen Vitamins D bzw. von Kalzium zur Osteopathie. Äthanol hemmt direkt die Osteoblasten, die Matrixsynthese wird reduziert. Dies wurde knochenhistologisch belegt, zeigt sich aber auch am akuten Abfall des Knochenanbauparameters Osteocalcin nach Alkoholexposition. Chronischer Alkoholismus führt weiterhin zum Hypogonadismus, so daß Sexualhormonmangel als weitere Noxe hinzukommt. Daneben besteht bei Alkoholikern in der Regel eine Fehlernährung. Die häufige Magnesiumverarmung des Organismus wird als weitere skelettale Noxe diskutiert.

Sehr wenig ist bekannt über die pathophysiologische Rolle verschiedener Elemente, die in kleinen Mengen oder nur in Spuren im Skelett vorkommen. Möglicherweise essentiell oder zumindestens protektiv für den Knochen sind bei bislang noch unvollständiger Datenlage u. a. Magnesium, Fluorid, Kupfer, Zink, Mangan, Bor und Silizium. Negative Effekte werden dagegen u. a. Aluminium, Cadmium, Zinn, Blei und Lithium zugeschrieben.

Allgemeine Frakturgenese

Das Knochengewebe hat die einzigartige Eigenschaft, sich selbst lebenslang remodelieren und reparieren und dabei auch sich ändernden mechanischen Ansprüchen anpassen zu können. Durch die Notwendigkeit, das Skelett materialsparend zu konstruieren, ist jedoch die Reservekapazität an Festigkeit relativ gering. D. h. bereits obligatorische Knochenverluste in der 2. Lebenshälfte können zu einem Ungleichgewicht zwischen der Festigkeit und den mechanischen Anforderungen an den Knochen führen. Dies gilt natürlich um so mehr bei niedriger Peak Bone Mass und beschleunigtem Verlust im Rahmen des Remodeling. Die drohende Konsequenz sind jeweils Frakturen bei geringem Trauma. Die Fraktur bei inadäquatem Trauma gilt als das entscheidende Kriterium des Übergangs von präklinischer zu manifester Osteoporose bzw. von meist noch beschwerdefreier Osteopenie zu schmerzhafter Krankheit.

Akute und chronische Frakturen

Unter dem Begriff Fraktur wird gemeinhin eine akute Kontinuitätsdurchtrennung von Knochengewebe verstanden. Dabei liegt stets ein definiertes Trauma vor, das vom betroffenen Patienten als akutes Ereignis erlebt wurde und entsprechend auch anamnestisch eruierbar ist. Nach dem „Alles-oder-Nichts"-Prinzip bricht der Knochen oder hält gerade noch der Einwirkung stand. Daneben gibt es weitere Frakturtypen, bei denen kein einmaliges oder eindeutiges Frakturereignis zu eruieren ist. Diese sind in Tab. 8 unter dem Begriff chronische Frakturen zusammengefaßt. Die Verwendung der einzelnen Begriffe dieser Tab. ist nicht einheitlich und geschieht oft nachlässig. Die akuten Frakturen bei adäquatem Trauma sind typische Frakturen im chirurgischen Sinne, die in allen Lebensabschnitten durch Unfälle verursacht werden können.

Tab. **8** Einteilung der Knochenbrüche nach der Frakturgenese in akute und chronische bzw. komplette oder partielle Frakturen.

Akute Frakturen	Chronische Frakturen
1. Adäquates Trauma	1. Ermüdungsfraktur
2. Inadäquates Trauma	(„Marschfraktur")
– patholog. Fraktur	2. Sinterungsfraktur
– Spontanfraktur	3. Infraktur
– geringes Trauma	4. Loosersche Umbauzone

■ Die Frakturen mit inadäquatem Trauma oder sogenannten *atraumatische Frakturen* treten gehäuft im höheren Lebensalter auf. Zu unterscheiden ist zwischen sogenannten pathologischen Frakturen, d. h. Brüchen an Skelettstellen, die zuvor z. B. durch ossäre Metastasen, eine Knochenzyste oder einen malignen primären Knochentumor partiell destruiert waren, und Spontanfrakturen von diffus osteoporotischen oder osteomalazischen Knochen.

Bei den Spontanfrakturen ist das Trauma oft minimal, z. B. Rippenfrakturen bei Husten oder Niesen oder Wirbelsäulenbrüche bereits bei unkontrollierten Bewegungen oder Umlagerungen im Bett. Oft ist es schwierig, die traumatische Relevanz einer äußeren Einwirkung richtig abschätzen zu können. Dies gilt für manche Wirbelfrakturen, besonders aber für die proximalen Femurfrakturen im Alter (s. Senile Osteoporose S. 134).

■ Unter dem Oberbegriff *chronische Frakturen* werden dagegen partielle oder komplette Kontinuitätsstörungen des Knochens verstanden, die sich allmählich oder schubweise entwickeln. Sie können als Summationseffekte wiederholter Mikrotraumata bzw. gehäufter Mikrofrakturen von Spongiosatrabekeln auftreten, wenn die reparativen Vorgänge mit den schädigenden Einflüssen nicht Schritt halten. Typische Beispiele sind die sogenannten Dauerfrakturen oder Ermüdungsfrakturen bei Überbeanspruchung („Marschfraktur").

Ein Beispiel für Ermüdungsfrakturen, die mechanisch ausgelöst, aber gleichzeitig durch eine verminderte Knochenmasse begünstigt sind, stellen die häufigen Brüche der Metatarsalknochen bei jungen Ballettänzerinnen dar. Es handelt sich hier um eine spezielle Risikogruppe mit Östrogenmangel durch oft späte Menarche und sekundäre Amenorrhö.

Im Röntgenbild nicht immer eindeutig zu differenzieren von den Ermüdungsfrakturen sind die Looserschen Umbauzonen. Oft liegt ein breiteres Aufhellungsband vor, wie es in Abb. **9** ebenfalls an einem Metatarsalknochen dargestellt ist. Die Ursache ist hier jedoch die Kombination aus mechanischer Belastung und Osteomalazie. Loosersche Umbauzonen treten neben der gezeigten Lokalisation besonders häufig an Scham- und Sitzbeinen, am Skapulahals sowie an der Innenseite der proximalen Femurhälften auf und sind in der Regel pathognomonisch für eine Osteomalazie.

Infrakturen sind partielle Knochenbrüche, die sich z. B. im Röntgenbild von Röhrenknochen als einseitige Kompaktaeinkerbungen darstellen. Für die Osteoporose besonders wichtig sind die Sinterungsfrakturen der Wirbelkörper. Beim Befund einer typischen Wirbelkompressionsfraktur können die Patienten oft nicht ein eindeutiges Trauma bzw. akute Schmerzereignisse angeben. D. h. die Wirbelkörperverformung kann sich in vielen kleinen unbemerkten Schritten vollziehen. In anderen Fällen führen jedoch wenige mittelgradige Einbrüche zum definitiven Wirbelkörperkollaps.

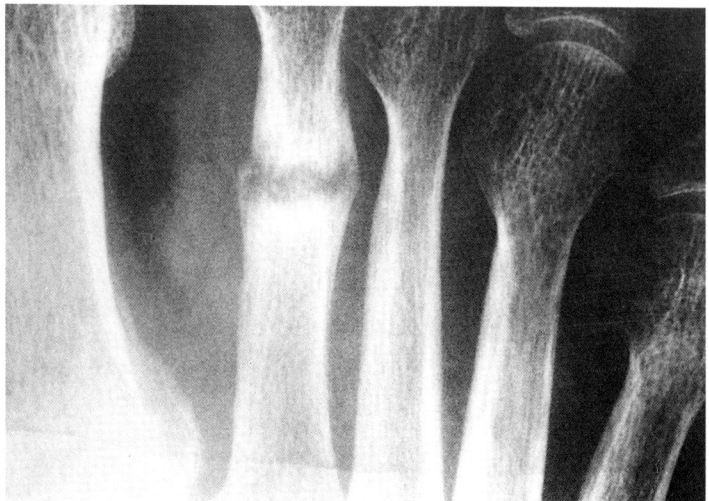

Abb. **9** Loosersche Umbauzone am Os metacarpale II bei Osteomalazie infolge einer einheimischen Sprue.

Wirbelfrakturen

Für menschliche Wirbelkörper wurde eine hochsignifikante Korrelation (r = 0,88) zwischen Aschegehalt, d. h. der anorganischen Substanzen, und der Kompressionsfestigkeit nachgewiesen. Daraus folgt, daß zwischen der mittels Osteodensitometrie gemessenen Knochendichte und dem Frakturrisiko eine eindeutige Beziehung bestehen muß, wie inzwischen in zahlreichen Studien nachgewiesen.

Röntgenmorphologisch (Abb. **10**) werden Keilwirbel, bikonkave Fischwirbel und Plattwirbel unterschieden. Entsprechend der unterschiedlichen mechanischen Hauptbelastung der Wirbelkörper Vorderkante oder -mitte treten Keilwirbel vor allem im BWS- und Fischwirbel im LWS-Bereich auf. Da Unfall und/oder Schmerzen keine sicheren Wirbelkörperfrakturen-Kriterien sind, ist es für die Röntgenbildbefundung wichtig festzulegen, ab welcher Höhenminderung ein Wirbelkörper als frakturiert angesprochen werden soll. Meist wird heute, wie in Abb. **11** veranschaulicht, eine minimale Höhenminderung von > = 15 % für die posteriore (Hp), mediane (Hm) oder anteriore Wirbelhöhe (Ha) gefordert, um von einer Fraktur zu sprechen. Bezug wird auf noch intakte Wirbelkörperhöhen des gleichen und des Nachbarwirbels genommen.

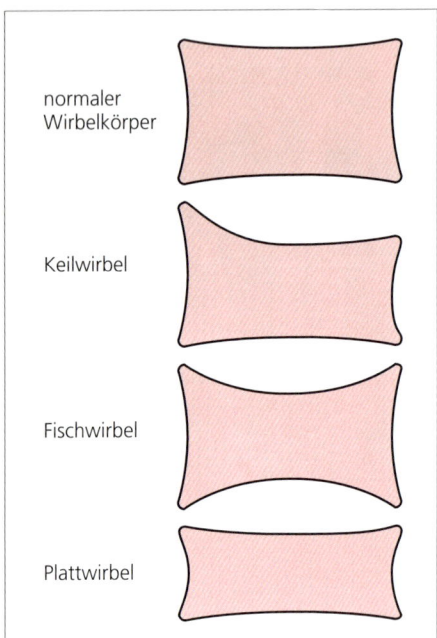

normaler
Wirbelkörper

Keilwirbel

Fischwirbel

Plattwirbel

Abb. **10** Röntgen-
morphologische Klassifi-
zierung von Wirbelfrak-
turen. Unterschiedliche
Graduierungen und
Mischbilder kommen vor.

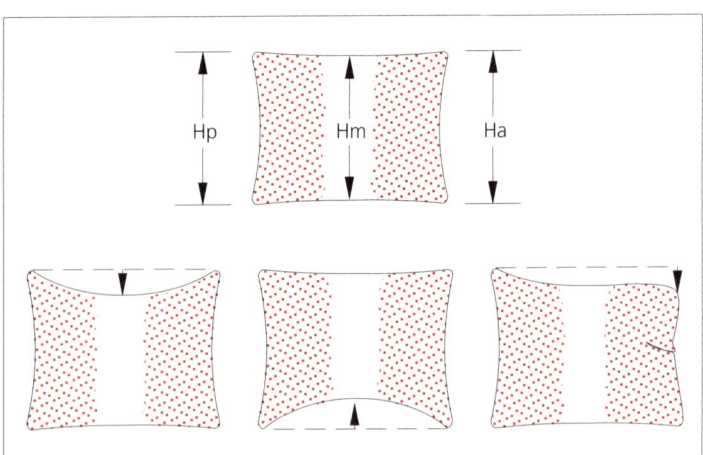

Abb. **11** Definition von Wirbelfrakturen: minimale Höhenminderung von > 15 %
einer oder mehrerer Wirbelhöhen.

Eine Wirbelfrakturdefinition ist von großer praktischer Bedeutung, da Anzahl und Ausmaß von Wirbelkörperfrakturen als wichtiger Parameter bei der Therapiekontrolle der Osteoporose gelten. Die Ergebnisse früherer Therapiestudien sind oft wegen unterschiedlicher Frakturdefinitionen mit aktuellen Daten kaum vergleichbar.

Distale Radiusfrakturen

Spontanfrakturen kommen am distalen Radius praktisch nicht vor. Es liegt immer ein Trauma vor, meist der typische Sturz auf die vorgestreckten Arme und Hände (Abb. **12**). Dennoch gilt die distale Radiusfraktur als Osteoporose-assoziierter Knochenbruch. Dies liegt vor allem daran, daß die Inzidenz dieser Fraktur bei Frauen dominiert und mit den Wechseljahren steil ansteigt (Abb. **13**). Das Plateau im höheren Lebensalter wurde viel diskutiert. Wenn die Osteoporose der wichtigste Frakturrisikofaktor wäre, müßten bis ins hohe Alter Radiusfrakturen auftreten. Da jedoch ältere Menschen kaum noch nach vorn fallen mit der typischen reflektorischen Abstützung durch die Arme, nimmt die Inzidenz dieses Frakturtyps im Alter ab.

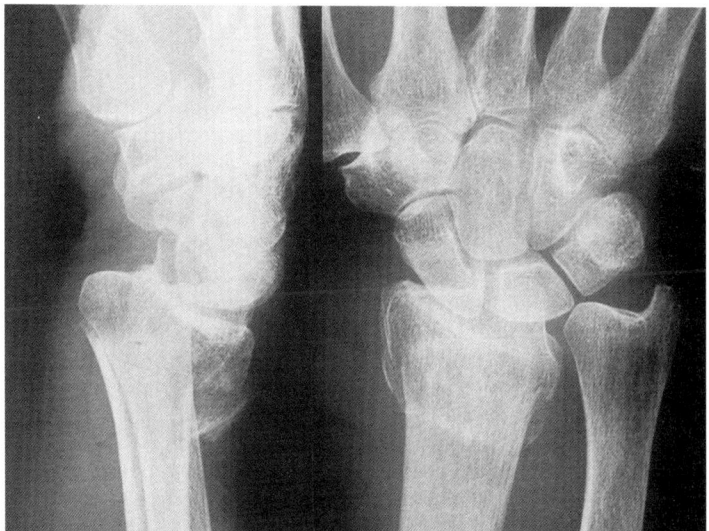

Abb. **12** Colles' Fraktur: Häufigster Typ der distalen Radiusfraktur mit Dislokation der Hand nach dorsal bei intakter Ulna (seitliche und dorsovolare Röntgenaufnahme).

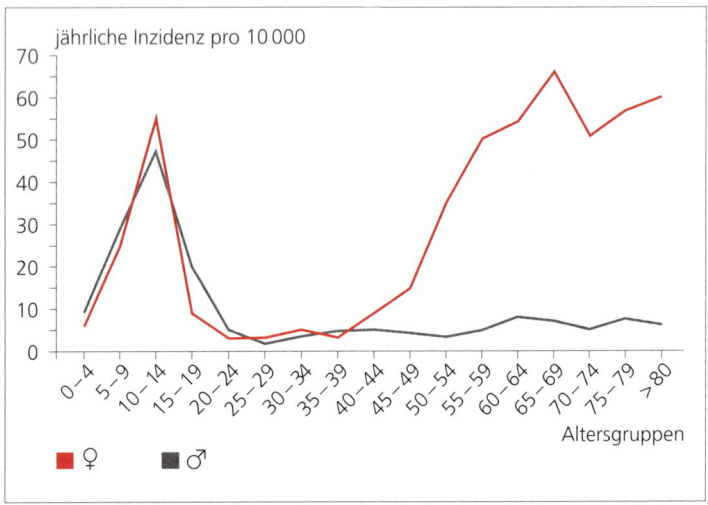

Abb. **13** Inzidenz von distalen Radiusfrakturen bei Frauen und Männern in Abhängigkeit vom Lebensalter.

Proximale Femurfrakturen

Von den 3 Frakturarten, die im Rahmen des Osteoporosesyndroms am häufigsten vorkommen, sind die proximalen Femurfrakturen (engl. hip fracture) eindeutig die gravierendsten klinischen Ereignisse. Unterschieden werden die sogenannten medialen oder zervikalen von den pertrochantären Frakturen. In den meisten Studien sind die Patienten mit den lateral-pertrochantären Frakturen etwas älter und haben eine ausgeprägtere Osteoporose.

Proximale Femurfrakturen können als Spontanfrakturen mit minimalem oder nicht faßbarem Trauma auftreten (z. B. Fraktur im Bett, Fraktur im Sitzen, beim Schuhe zubinden). Meist sind sie jedoch mit dem typischen Sturz auf Seite oder Gesäß bei älteren Menschen assoziiert. Die Fraktur erfolgt beim Stolpern oder Stürzen, nicht beim Sturz aus größerer Höhe wie die traumatische Oberschenkelhalsfraktur jüngerer Menschen. Verminderte Knochenmasse durch Osteoporose, mechanische Einwirkung beim Stürzen und veränderte Knochengewebequalität können unterschiedlich beteiligt sein (Abb. **14**). Änderungen der Knochengewebequalität umfassen neben der reduzierten Vernetzung der Spongiosastrukturen im Oberschenkelhals- und Trochanterbereich auch Mikrofrakturen und Mineralisationsstörungen der Knochenmatrix, d. h.

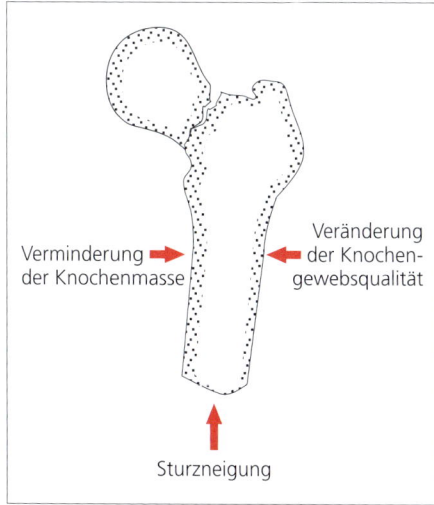

Abb. **14** Bruchgenese
bei den typischen proxi-
malen Femurfrakturen
im höheren Lebensalter.

Veränderung
der Knochen-
gewebsqualität

Verminderung
der Knochenmasse

Sturzneigung

eine mehr oder weniger ausgeprägte osteomalazische Teilkomponente
der Osteoporose. Die Problematik der vielfältigen Sturzursachen im Alter und ihre Prävention wird im Kapitel „Senile Osteoporose" dargestellt.

Krankheitsbild
Osteoporose

Das Krankheitsbild ist bei allen
verschiedenen Osteoporoseformen
im Prinzip das gleiche. Es wird durch
das im Einzelfall unterschiedliche
Frakturmuster und dessen Folgen
geprägt. Im wesentlichen geht es
also um die Beschwerden und
Schmerzen und die damit verbundenen Habitusveränderungen.

Beschwerdesymptomatik

Für den betroffenen Osteoporosepatienten stehen die Beschwerden und Schmerzen ganz im Vordergrund, und erst in zweiter Linie klagt er über Größenverlust, Änderung der Körperstatur und weitere Folgen. Zu unterscheiden ist zwischen den Beschwerden bei präklinischer und manifester Osteoporose. Nachfolgend soll nur auf die bei der Osteoporosekrankheit klinisch dominierenden Rückenschmerzen Bezug genommen werden. Bei Rippen- oder Extremitätenfrakturen kommt es immer zu zeitlich limitierten Schmerzen, kaum different von denen nach typischen traumatischen Frakturen.

Rückenschmerzen bei präklinischer Osteoporose

Immer noch umstritten ist die Frage, ob Osteoporosepatienten ohne Frakturen Schmerzen haben können. Theoretisch sollte ein Knochensubstanzverlust ohne Frakturen bzw. im Wirbelsäulenbereich ohne signifikante Wirbelkörperhöhenminderungen keine Beschwerden verursachen. Erst die Fraktur mit Periostläsion sollte zu Schmerzen führen. Tatsächlich gibt es viele Hinweise, daß Patienten mit präklinischer Osteoporose zumindest z. T. Rückenbeschwerden haben, die nicht auf andere, z. B. degenerative Wirbelsäulenveränderungen zu beziehen sind.

Mikrofrakturen der Spongiosaelemente, welche in intakten Wirbeln und Röhrenknochen häufiger bei Patienten mit Osteoporose als bei Gesunden gefunden werden, könnten hier eine Erklärung liefern. Derartige Mikrofrakturen könnten insbesondere bei lokal gehäuftem Auftreten durch z. B. kleine Einblutungen bzw. nachfolgend durch die intraossäre Kallusbildung über erhöhten Druck im Knochen Schmerzrezeptoren aktivieren.

Andererseits läßt sich aus der notwendigerweise willkürlichen Definition der Wirbelkörperfrakturen (vergl. Abb. **11**) ableiten, daß es beginnende, diskrete Eindellungen der Grund- und Deckplatten geben muß, die bereits von Schmerzen begleitet sein können. Die scheinbar scharfe Grenze zwischen frühen Osteoporosen ohne Frakturen und manifesten Osteoporosen mit Frakturen ist de facto nicht genau zu ziehen. Insbesondere dumpfe Rückenbeschwerden müssen bei Patienten mit signifikanter Knochendichteminderung ohne Frakturen und ohne sonstige Schmerzursachen auf die Osteoporose bezogen werden.

Rückenschmerzen bei manifester Osteoporose

Bei der manifesten Osteoporose wird zwischen akuten und chronischen Rückenschmerzen unterschieden. Akute Schmerzen sind meist auf frische Wirbelfrakturen zu beziehen. Der Schmerzbeginn ist entsprechend heftig und akut, z. B. nach Heben einer relativ schweren Last. Oft ist dabei die Belastung der Wirbelkörper nach dem Hebelgesetz noch erheblich erhöht. Die Patienten geben nicht selten an, sogar eine akustische Wahrnehmung des Brechens oder Knackens im Rücken gehabt zu haben.

Beim Einbruch oder Zusammenbruch des Wirbels kommt es zur Überdehnung oder zum Einreißen des Periosts. Nur das Periost des Knochens ist mit Schmerzrezeptoren ausgestattet. Der akute Schmerz ist in den ersten Tagen sehr heftig und wird durch reaktive Muskelverspannungen verstärkt. Typischerweise ist der akute Schmerz auf die frakturnahe Region der Wirbelsäule begrenzt. In der Regel klingen die Beschwerden jedoch innerhalb einiger Wochen wieder ab. Selbstverständlich können im Verlauf der Osteoporosekrankheit durch neue Frakturen oder Nachfrakturierungen bereits einmalig gebrochener Wirbel immer wieder akute Schmerzattacken auftreten.

Die chronischen Osteoporoseschmerzen können von akuten Schmerzphasen überlagert werden, sind aber meist nach den Kriterien der Tab. 9 recht gut vom akuten Schmerz abzugrenzen. Der chronische Schmerz ist in jedem Fall kein ossärer Schmerz, sondern ein Weichteilschmerz (Muskel, Sehnen, Bänder) bzw. artikulärer Schmerz (kleine Wirbelgelenke). Die Mechanismen, die im Gefolge von Wirbelfrakturen und konsekutiver Habitusänderung die chronischen Schmerzen auslösen, sind in Abb. 15 dargestellt.

Tab. **9** Differenzierung von akuten und chronischen Rückenschmerzen bei Osteoporose.

Rückenschmerzen	akut	chronisch
Ursachen	frische Wirbelfraktur	Änderung der Wirbelsäulenstatik
Lokalisation	meist regional begrenzt, frakturnah	BWS, LWS oder diffus gesamter Rücken
Schmerzgenese	primär ossär-periostal, sekundär Muskelhartspann	chronische Überbelastung von Muskeln, Sehnen, Bändern und Wirbelgelenken
Verlauf	zeitlich spontan nachlassend	persistierend, intermittierend verstärkt

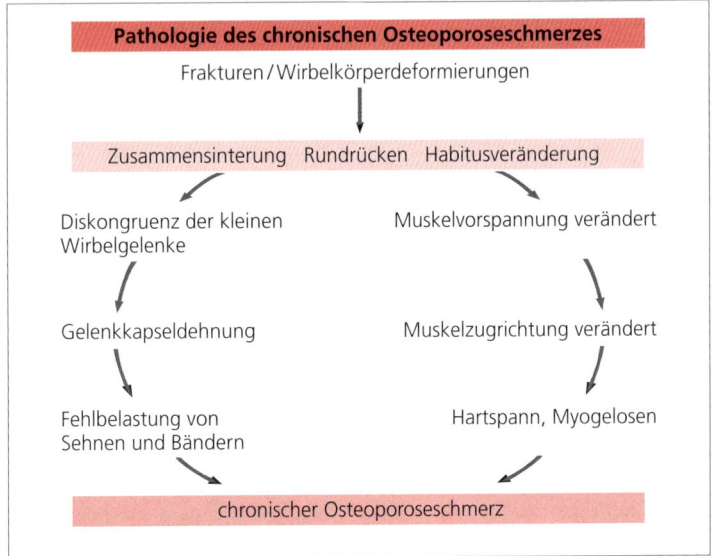

Abb. **15** Pathomechanismen der chronischen Rückenschmerzen bei Osteoporose.

Leidensweg der Osteoporosekranken

Eine Vielzahl von weiteren Beschwernissen und Leiden des Osteoporosepatienten ist bekannt, aber kaum in systematischen Untersuchungen dokumentiert. Die chronischen Beschwerden sind oft mit Depressionen assoziiert. Unkenntnis bzw. Teilinformationen über die Osteoporosekrankheit führen oft zu akuter Verängstigung bzw. diffuser Zukunftsangst. Sehr differierende Informationen von verschiedenen Ärzten sind hieran oft beteiligt. Der Patient ist z. B. durch unterschiedliche Knochenmeßbefunde oder widersprüchliche Auskünfte über Therapiechancen maximal verunsichert.

Änderung der Körperstatur und Schmerz führen zu Verlust an Mobilität, Beeinträchtigung bei Aktivitäten und wichtigen Verrichtungen des Alltagslebens, Verlust von sozialen Kontakten und schließlich Vereinsamung. Tab. **10** faßt die wichtigsten Punkte zusammen, die das Syndrom der manifesten postmenopausalen bzw. senilen Osteoporose ausmachen.

Mobilitätsverlust und erhöhte Mortalität (durch Thoraxdeformität und vor allem durch proximale Femurfrakturen) werden im Kapitel „Se-

- Frakturen (vertebral, extravertebral)
- Rückenschmerzen (akut, chronisch)
- Änderungen der Körperstatur
  (Größenabnahme, Rundrücken)
- Verlust an Mobilität
- reduzierte Quality of Life
- reduzierte Sexualität
- Hilfsbedürftigkeit, Abhängigkeit
- Vereinsamung, erhöhte Mortalität

Tab. **10** Klinisches Syndrom der manifesten Osteoporose.

nile Osteoporose" eingehend besprochen. Grundsätzlich kann dieses Vollbild der Osteoporosekrankheit jedoch bei allen Osteoporoseformen auftreten, auch etwa bei sekundären Osteoporosen jüngerer Frauen und Männer.

Änderung der Körperstatur

Die Osteoporose-Patientin ist in der Regel schlank und eher leicht untergewichtig. Sie hat entsprechend wenig Muskel- und Fettmasse. Der gegenteilige Konstitutionstyp neigt eher zur Osteoarthrose der Wirbelsäule bzw. auch zur Arthrose anderer Gelenke (Polyarthrose der Hände, Gonarthrose, Coxarthrose). In Tab. 11 sind die Merkmale dieser beiden grundsätzlich unterschiedlichen Konstitutionstypen gegenübergestellt. Selbstverständlich gibt es Ausnahmen von dieser Regel. Aber bei der adipösen, kräftig gebauten Patientin mit Osteoporose ist besonders intensiv nach Ursachen und Grunderkrankungen zu fahnden, ehe die Diagnose postmenopausale Osteoporose gestellt wird.

Durch die Wirbelfrakturen erfährt die Statur des Osteoporosepatienten im Laufe der Krankheit zunehmende und irreversible Veränderungen. Sehr ausgeprägt sind diese Veränderungen am Beispiel einer postmenopausalen Osteoporose einer 60jährigen Patientin in Abb. 16 zu erkennen: Bei primär schlankem Habitus ist die Körpergröße von 166 cm auf 158 cm reduziert. Es besteht ein deutlich hyperkyphotischer Rundrücken. Folge der Rumpfverkürzung sind schräge Hautfalten in der Flankenregion, quere Hautfalten über dem Abdomen und bei diesem Fall extrem ausgeprägt die Vorwölbung des Abdomens. Letztere entsteht dadurch, daß sich distales Sternum und Symphyse, d. h. die Muskelansätze des M. rectus abdominis, einander nähern. Viele Frauen geben an, daß der Rock in den Hüften nicht mehr richtig sitzt, weil sie keine Taille mehr haben. In Abb. 17 sind in schematischer Darstellung die typischen Habitusveränderungen und Hautfaltenausprägungen am Rumpf einer Osteoporose-Patientin einer gesunden jüngeren Frau gegenübergestellt. Besonders eindrucksvoll sind in Abb. 17 die scheinbare Überlänge der Arme in ventraler Ansicht und die schräg nach unten ziehenden Falten

OA	OP	OP
Körpergewicht	↑	↓
Körpergröße	↑	↓
Fettgewebe	+	−
Muskelmasse	+	−
Muskelkraft	+	−
Knochenmasse	+	−
Frakturen	(+)	+++
degenerative		
Gelenkkrankheiten	+++	(+)

Tab. 11 Unterschiedliche Merkmale von Patienten mit Osteoarthrose (OA) und Osteoporose (OP).

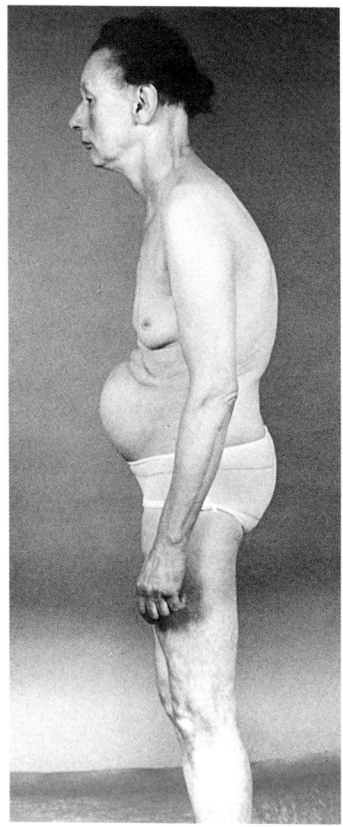

Abb. **16** Typische Änderungen der Körperstatur und Hautfaltenbildungen bei manifester Osteoporose (60jährige Patientin).

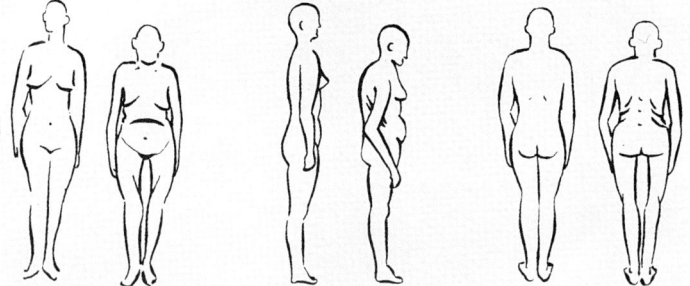

Abb. **17** Schematische Darstellung von Habitusänderungen und Hautfalten bei Osteoporosen in ventraler, lateraler und dorsaler Ansicht.

bei dorsaler Ansicht. Diese werden auch als „Tannenbaumphänomen" bezeichnet, sind aber selten so ausgeprägt wie im vorliegenden Schema.

Die hier gezeigten Veränderungen sind typisch, aber nicht pathognomonisch für die Osteoporose. Sie sollten nicht zur Blickdiagnose verleiten, denn andere Osteopathien können dieses Bild imitieren. Anzufügen bleibt, daß auch Männer mit manifester Osteoporose diese Staturveränderungen erfahren. Der sogenannte Witwenbuckel ist daher kein Privileg der Frauen, wie der Ausdruck glauben macht.

Allgemeine Diagnoseprinzipien

Da der Rückenschmerz die wichtigste Komponente der Beschwerdesymptomatik darstellt, ist er häufig auch Leitsymptom der Osteoporose. Rückenschmerz ist allerdings ein vieldeutiges und unspezifisches Symptom. Es gibt keinen für die Osteoporose charakteristischen Rückenschmerz. Die Differentialdiagnose des Rückenschmerzes steht oft am Anfang der Osteoporosediagnostik.

Differentialdiagnose Rückenschmerz

Rückenschmerz ist einer der häufigsten Gründe, die zum Arztbesuch führen. Eine sorgfältige Schmerzanamnese einschließlich der Begleitumstände kann jedoch oft bereits in die richtige Richtung weisen. Abb. **18** gibt eine Übersicht über die wichtigsten extravertebralen und vertebragenen Erkrankungen in diesem Zusammenhang. In Tab. **12** ist das zugehörige breite Spektrum von internistischen, neurologischen, rheumatologischen, orthopädischen und endokrinologischen Krankheiten aufgelistet. Wie bereits erwähnt, gelingt oft eine gewisse Zuordnung der Schmerzen zu einer bestimmten Verdachtsdiagnose.

Oft sind jedoch die Schmerzangaben der Patienten ungenau oder auch irreführend. So kommt es durchaus vor, daß die Differenzierung zwischen den Schmerzen einer koronaren Herzkrankheit, degenerativen

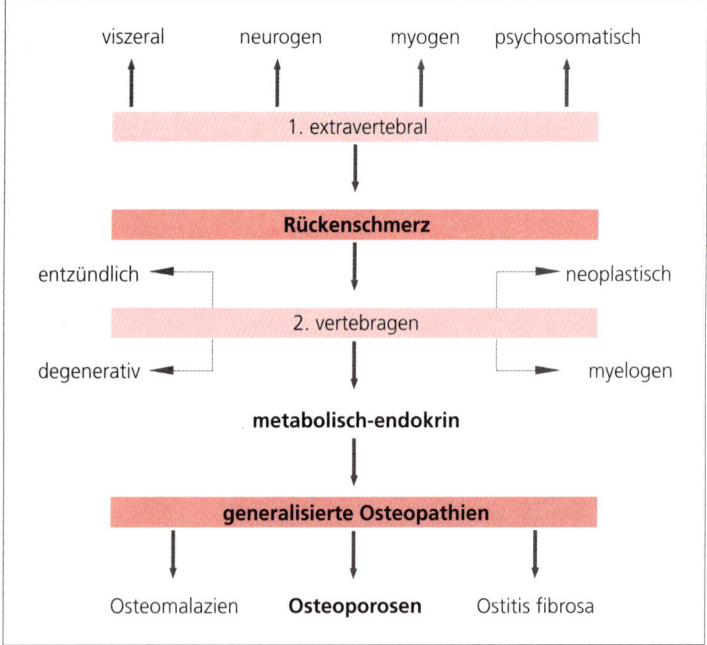

Abb. **18** Übersicht über die vielfältigen Erkrankungen, die bei Rückenschmerzen differentialdiagnostisch zu bedenken sind.

Tab. **12** Auswahl schmerzverursachender Erkrankungen in Zuordnung zu den Gruppen der Abb. **18**.

Differentialdiagnose akuter und chronischer Rückenschmerzen

1. Extravertebral

- *viszeral:* koronare Herzkrankheit, Pleuritis, Pankreatitis, Cholelithiasis, Nephrolithiasis, Aortenaneurysma, retroperitoneale Prozesse
- *neurogen:* intraspinale Prozesse, Neurinom, Herpes zoster
- *myogen:* Myositis, Myositis ossificans, Myopathien, Polymyalgia rheumatica
- *psychosomatisch:* projizierte Schmerzsyndrome, depressive Verstimmung, „Fehlhaltung", Fehlstatik

2. Vertebragen

- *entzündlich:* Spondylitis, Diszitis, seronegative Spondylarthritiden, Morbus Paget
- *degenerativ:* Osteochondrose, M. Scheuermann, Spondylolisthesis, Spondylarthrosen, Spondylosis deformans
- *neoplastisch:* benigne Knochentumoren (Hämangiom, Osteochondrom), maligne Knochentumoren (Osteosarkom, primäres Chondrosarkom, Chordom), osteolytische und osteoblastische Metastasen
- *primär myelogen:* Plasmozytom, Mastzellretikulose, maligne Lymphome, Leukämien
- *metabolisch-endokrinologisch:* Ostitis fibrosa (primärer Hyperparathyreoidismus, sekundärer renaler Hpt., sekundärer intestinaler Hpt.), Osteomalazien (Vitamin-D-Mangel, Vitamin-D-Stoffwechselstörung, renal-tubuläre Verlustsyndrome), Osteoporosen (idiopathisch, postmenopausal, senil, sekundär)

Veränderungen im Brustwirbelsäulenbereich oder eine Osteoporose nicht möglich ist. Gelingt es, die Differentialdiagnose auf vertebragene Erkrankungen einzuengen, sind dann als wichtigste Erkrankungsgruppen entzündliche, degenerative, neoplastische oder metabolisch-endokrine Störungen zu berücksichtigen (Abb. **18**). Unter letzteren finden sich dann die generalisierten Osteopathien und zahlenmäßig mit Abstand führend die Osteoporosen.

Diagnostikübersicht

Häufigste Eingangskriterien für die Verdachtsdiagnose Osteoporose sind Rückenschmerz, Spontanfrakturen von Wirbelkörpern, gehäuftes Auftreten extravertebraler Frakturen bei geringem Trauma oder auch der Zufallsbefund bzw. der Verdacht einer Kalksalzminderung im Röntgenbild. Die nachfolgende Diagnostik zielt darauf ab,

1. eine signifikante Knochensubstanzminderung mit oder ohne Frakturen zu bestätigen,
2. andere Osteopathien oder Skelettaffektionen auszuschließen,
3. eine Differenzierung in primäre und sekundäre Osteoporose vorzunehmen,
4. den Schweregrad bzw. das klinische Stadium der Osteoporose zu erfassen,
5. die Knochenumbauaktivität (low- oder high-turnover) festzustellen.

Zumindest die Punkte 1–4 sollten bei jeder Osteoporose diagnostisch geklärt werden. Dabei sollten in Praxis oder Klinik diese Fragen nicht der Reihe nach abgehandelt werden, sondern vielmehr in einem kombinierten diagnostischen Programm unter Berücksichtigung von Aufwand und zu erwartenden Resultaten stufenweise aufbauend beantwortet werden.

Eine Vielzahl von Untersuchungsmethoden steht für diese einzelnen Diagnostikschritte zur Verfügung. Tab. 13 gibt nur eine Auswahl der wichtigsten Untersuchungsverfahren und die jeweils damit abzuklärenden Fragen. Die einzelnen Verfahren und ihre diagnostischen Aussagen werden nachfolgend dargestellt.

Tab. **13** Übersicht über Untersuchungsmethoden und Fragestellungen
bei Osteoporoseverdacht.

Diagnostik	Untersuchung	Fragestellung
Anamnese	Beschwerdeanalyse Risikofaktoren, Medikamente Grunderkrankungen u. ä.	Schmerzursachen? Schmerzausmaß? Osteoporoseursachen? DD?
Körperliche Untersuchung	Körpergröße, Habitus Grunderkrankungen	Klinisches Stadium? DD?
Laborchemie	Screening-Parameter Biochemische Marker	Grunderkrankungen? DD? Knochenumbauaktivität?
Konventionelles Röntgen	Wirbelsäule, andere Skelettareale	Manifeste Osteoporose? Andere Osteopathien? DD?
Osteodensitometrie	Lendenwirbelsäule, proximaler Femur, Radius	Knochendichteminderung? Frakturrisiko?
Skelettszintigraphie	Vertebrale oder extravertebrale Aktivitätsanreicherung	Frische Frakturen? Umbauzonen? Metastasen?
Computer- tomographie	Wirbelkörperschicht- aufnahmen	Lokale Destruktionen?
Zytologie	Sternalpunktat	Plasmozytom?
Histologie	Beckenkammbiopsie Dünndarmbiopsie	Osteomalazie u. a. DD? Zottenatrophie (Sprue)?

(DD = Differentialdiagnose)

Anamnese und körperliche Untersuchung

Anamnese und körperliche Untersuchung sind von den diagnostischen Möglichkeiten der Tab. 13 am preiswertesten und bei gründlicher Durchführung sehr ergiebig. Die Hauptaspekte, die bei Verdacht auf Osteoporose anamnestisch erfragt werden können, sind in Tab. 14 aufgelistet. Die Liste kann nicht komplett sein, weitere Fragen ergeben sich während der Anamnese (vgl. Risikofaktoren Tab. 4 u. 5). Für Ärzte, die sehr häufig Osteoporosen diagnostizieren, sei empfohlen, auf der Basis dieser Tab. einen eigenen Fragebogen zu entwickeln und zu benutzen.

Tab. **14** Anamneseerhebung bei Osteoporoseverdacht.

1. Beschwerden
Art, Intensität, Dauer, Lokalisation von Rückenbeschwerden; zeitlicher Verlauf, aktueller Stand; Bewegungseinschränkung, Hilfe- oder Pflegebedürftigkeit; extravertebrale Schmerzlokalisationen

2. Frakturen
Wirbelfrakturen; Rippen-, Radius-, Oberschenkelfrakturen; TEP-Versorgung; sonstige Frakturen; jeweils adäquates oder inadäquates Trauma

3. Körperstatur
Größenabnahme, Deformitäten, zeitlicher Verlauf

4. Familie
Gehäufte Frakturen oder Rundrücken im Alter bei direkten Verwandten

5. Risikofaktoren
Körperliche Aktivität, Sport, längerfristige Immobilisation; Diät: Milch und Milchprodukte, Protein, Phosphat, Ballaststoffe; Alkohol, Nikotin, Koffein; Menarche, Menopause, Graviditäten; sekundäre Amenorrhö, Ovarektomie

6. Bekannte Vorerkrankungen
u. a. Nephrolithiasis, Niereninsuffizienz; Magen-Darm-Operationen, Sprue, chronische Pankreatitis, M. Crohn, Leberzirrhose; Hyperthyreose, M. Cushing, Diabetes mellitus, Karzinom

7. Hinweise auf okkulte Grunderkrankungen
u. a. Polyurie, chronische Diarrhö (Stuhlhäufigkeit und -konsistenz); Gewichtsverhalten, schlechtes Allgemeinbefinden; Tachykardien, Schwitzen; bei Männern Impotenz, bei Frauen Regelanamnese

8. Therapeutika
Kortikoide, Heparin, Antazida, Schilddrüsenhormone, Antikonvulsiva, LH-RH-Analoga

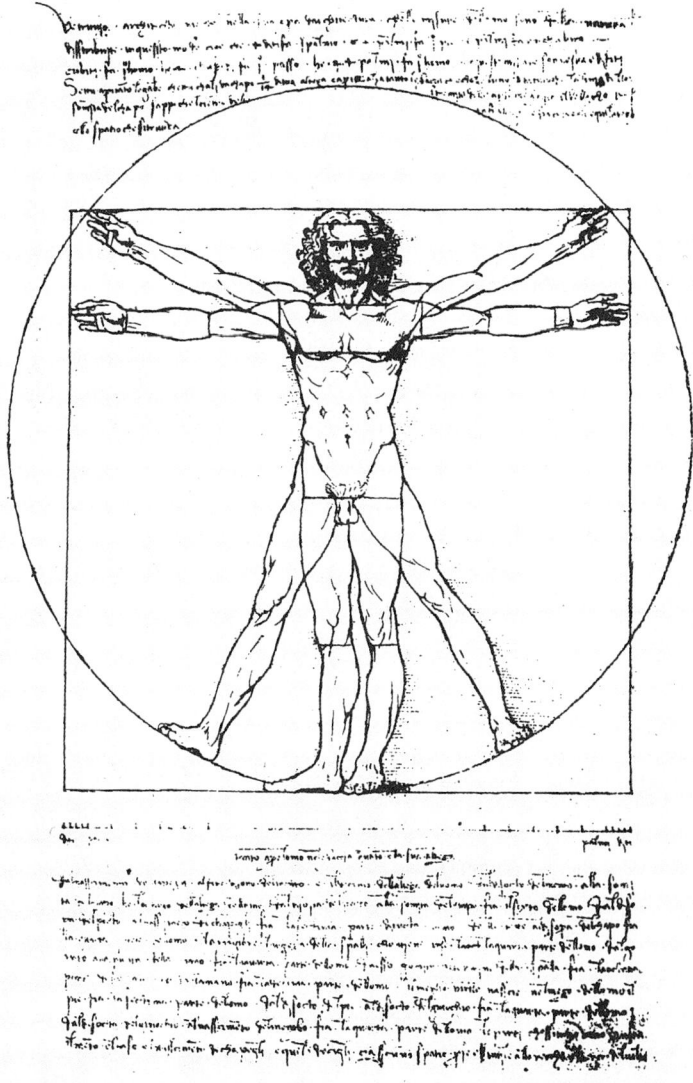

Abb. **19** Armspannweite und Körpergröße sind bei gesunden Erwachsenen identisch (klassische Darstellung von Leonardo da Vinci).

Die körperliche Untersuchung kann anamnestische Daten bestätigen und ergänzen oder aber auch neue Aspekte hervorbringen. Auch hier ist die Liste der Tab. 15 nur Anregung ohne Anspruch auf Vollständigkeit. Besonders wichtig sind hierbei die objektiven Meßbefunde von Größe und Gewicht. Die Armspannweite von Fingerspitze zu Fingerspitze entspricht beim proportionierten Habitus dem Scheitelsohlenabstand. Abb. 19 stellt dies in der klassischen Skizze von Leonardo da Vinci dar. D. h. eine deutlich längere Armspannweite weist auf einen Größenverlust hin. Die Hautfaltendicke wird üblicherweise an der Oberarm-Innenseite gemessen.

Selbstverständlich besteht eine gewisse Beziehung zur Osteoporose, da Haut und Knochen einen hohen Kollagenanteil haben. Ob die genauere Messung der Hautdicke mit Ultraschall einen hohen diagnostischen Wert wie die Osteodensitometrie erreicht, bleibt anzuzweifeln. Ein Maß für die Wirbelsäulendeformität (insbesondere die Hyperkyphose der Brustwirbelsäule) ist die Messung des Hinterkopf-Wand-Abstandes, wenn der Patient mit Fersen, Gesäß und Rücken direkt vor einer Wand steht.

Tab. **15** Wichtige Aspekte, die bei der Untersuchung von Patienten mit Osteoporoseverdacht berücksichtigt werden sollten.

1. Anthropometrische Parameter

Größe, Gewicht, Armspannweite, Hautfaltendicke, Abschätzung von Fett- und Muskelmasse

2. Rückenbefund

Rundrücken, Rumpfverkürzung (Rumpfstauchung), Gibbus, Klopfschmerzhaftigkeit, paravertebrale Myogelosen, schräge Hautfalten beiderseits der Wirbelsäule („Tannenbaumphänomen")

3. Übriger Habitus

Quere Hautfalten an Abdomen und Flankenregion, Kopfvorneigung, Abdomenvorwölbung, scheinbare Überlänge der Arme, verkürzter Abstand zwischen Xiphoid und Symphyse, Berührung des Beckenkamms durch Rippenbogen

4. Gesundheitszustand

Allgemeinzustand, Kräfte- und Ernährungszustand, Haut, Exsikkose, Ödeme, Kachexie

5. Spezielle Krankheitszeichen

Hinweise auf renale, gastrointestinale, endokrine oder maligne Erkrankungen; sekundäre Geschlechtsmerkmale

Laborchemische Untersuchungen

Typischerweise sind übliche Laboruntersuchungen in Blut und Urin bei der Osteoporose unauffällig. Die Bedeutung der Laborchemie liegt somit in erster Linie in der Differentialdiagnose. Davon unabhängig erlauben spezielle Parameter, welche mit Knochenanbau und -abbau korrelieren, bei stärkergradigen Normabweichungen eine Abschätzung der Knochenumbauaktivität.

Differentialdiagnostisches Screening

In Ergänzung zur Anamnese und körperlichem Untersuchungsbefund sollte ein kleines laborchemisches Screeningprogramm durchgeführt werden. Tab. 16 zeigt ein derartiges Programm von 8 Parametern. Normwerte bei diesen Messungen untermauern die Verdachtsdiagnose einer Osteoporose, während deutliche Abweichungen auf andere Er-

Tab. **16**   Laborchemisches Screening bei Osteoporoseverdacht und mögliche Befunde.

Parameter	Normabweichung	Mögliche Bedeutung
BSG	erhöht	Systemerkrankung, Malignom
Blutbild	Leukozytose Anämie	Entzündung, Leukämie u. a. Plasmozytom
Kalzium i. S.	erhöht erniedrigt	Hyperparathyreoidismus, maligne Skelettdestruktion Hypoparathyreoidismus, Osteomalazie
Phosphat i. S.	erhöht erniedrigt	Niereninsuffizienz Phosphatdiabetes (Osteomalazie)
Alkalische Phosphatase	diskret erhöht leicht erhöht stark erhöht	High-turnover-Osteoporose frische Fraktur Osteomalazie (Metastasen, M. Paget)
Gamma-GT	normal	erhöhte alkalische Phosphatase ist ossär bedingt
Kreatinin	erhöht	Niereninsuffizienz
Kalzium i. U.	erniedrigt erhöht	Osteomalazie idiopathische Hyperkalzurie

krankungen weisen und weitergehende diagnostische Schritte auslösen sollten.

Weitere wichtige laborchemische Parameter sind häufig Parathormon (primärer oder sekundärer Hyperparathyreoidismus?), Vitamin D bzw. der Metabolit 25-Hydroxyvitamin D und seltener 1,25-Dihydroxyvitamin D (Osteomalazie?). Bei malignombedingter Hyperkalzämie findet sich oft das PTHrP (parathyroid hormone related peptide) erhöht. Der aminoterminale Teil des PTHrP ist homolog zum aminoterminalen Teil des PTH. Die Wirkungen beider Hormone sind im Knochenstoffwechsel sehr ähnlich, wenn nicht identisch durch Bindung an den gleichen Membranrezeptor. Calcitoninmessungen sind diagnostisch nicht relevant. Calcitonin ist lediglich als Marker bei medullärem Schilddrüsen-Karzinom von Interesse.

Tab. 17 zeigt laborchemische Parameter, die zur differentialdiagnostischen Abklärung, d. h. vor allem zum Ausschluß anderer Osteopathien, aber auch zur ätiologischen Klassifizierung in primäre und sekundäre Osteoporosen von Bedeutung sein können. Ein ungezieltes Screening mit diesen Parametern ist nicht sinnvoll, sondern vielmehr der gezielte Einsatz bei begründeten Verdachtsmomenten.

Erfassung der Knochenumbauaktivität

Die Messung der aktuellen Knochenumbauaktivität ist von doppeltem Interesse. Therapeutisch ist eine Low-turnover-Osteoporose mit osteoblastenstimulierenden Medikamenten anzugehen, und bei einer High-turnover-Osteoporose ist eine osteoklastenhemmende Therapie erfolgversprechender. Prognostisch ist bei high turnover ein schnellerer Progreß der Erkrankung zu erwarten.

Ca-P-Stoffwechsel:
Parathormon, 25-Hydroxycholecalciferol, 1,25-Dihydroxycholecalciferol, PTHrP (parathyroid hormone related peptide)

Sonstige Endokrinologie:
Glucose; T3, T4, TSH; Kortisol, HGH; Testosteron, Östradiol, FSH, LH, Prolaktin

Onkologie:
CEA, Alpha-1-Fetoprotein, PSA u. a. Tumor-Marker; Immunelektrophorese, Calcitonin, PTHrP

Gastroenterologie:
Stuhlfettbestimmung, Malabsorptionstest

Tab. **17** Weiterführende laborchemische Untersuchungen bei der Differentialdiagnose und ätiologischen Zuordnung von Osteoporosen.

Letztere Fragestellung ist besonders bei noch gesunden postmenopausalen Frauen von Interesse. Relativ niedrige Knochenmasse und hoher Knochenumsatz bei frühpostmenopausalen Frauen müssen als Risikofaktoren bei einer Osteoporose angesehen werden und dringend mit
Sexualhormonen behandelt werden. Derartige „rapid loser" können
durch Osteodensitometrie mit genügend großem zeitlichen Abstand erfaßt werden. Die Wertigkeit der biochemischen Marker des Knochenumbaus wird für diese prognostische Aussage von verschiedenen Autoren
teils sehr positiv, teils eher negativ eingeschätzt. Tab. **18** zeigt die wichtigsten heute verfügbaren Marker, die zugehörigen Meßmethoden, das
benötigte Untersuchungsmaterial und die Spezifität.

Als die besten Marker auf seiten des Anbaus gelten knochenspezifische alkalische Phosphatase und Osteocalcin, auf seiten des Abbaus das
Desoxypyridinolin. Die Kalziumausscheidung im 24-Std.-Urin ist heute
kaum noch als Marker des Knochenabbaus akzeptabel, da die Spezifität
sehr gering ist. Der Kalziumausscheidungswert ist noch für die Dosierung von Kalzium- und Vitamin-D-Supplementen von praktischem Interesse. Verschiedentlich wurde versucht, durch Kombination verschiedener Marker den prädiktiven Wert zu verbessern.

Tab. **18** Marker zur Erfassung von Knochenformation und Knochenresorption.

Marker	Methode	Probe	Spezifität
Gesamt-AP	kolorimetrisch RIA	S/P	(+)
Knochen-AP	kolorimetrisch IRMA	S/P	+++
Osteocalcin	RIA	S/P	+++
Kollagen Typ I C-Propeptid	RIA	S/P	(+)
Hydroxyprolin	kolorimetrisch HPLC	U	(+)
Hydroxylysin-Glykoside	HPLC	U	(+)
Tartrat-resistente saure Phosphatase	kolorimetrisch	P	++
Pyridinolin	HPLC ELISA	U	++
Desoxy-Pyridinolin	HPLC	U	+++

(AP = Alkalische Phosphatase, S = Serum, P = Plasma, U = Urin, RIA = Radioimmunoassay,
IRMA = Immunoradiometrischer Assay, HPLC = High Performance Liquid Chromatography,
ELISA = Enzym Linked Immuno Sorbent Assay)

Insgesamt erscheint heute eine breite Anwendung dieser Marker in der Praxis nicht empfehlenswert, da für den Einzelfall der diagnostische Aussagewert zu gering ist. In wissenschaftlichen Studien mit Gruppenvergleichen können jedoch biochemische Marker die therapeutische Effektivität verschiedener Medikamente dokumentieren helfen. Auf die möglicherweise in Zukunft interessante Messung der Vitamin-D-Rezeptor-Genkonstellation zur Vorhersage eines erhöhten Osteoporoserisikos wurde bereits hingewiesen.

Konventionelles Skelettröntgen

Trotz des allgemein großen Interesses an der Osteodensitometrie ist das Skelettröntgen (insbesondere Wirbelsäulenaufnahmen) bei der Osteoporosediagnostik nicht verzichtbar. Konventionelle Skelettröntgenaufnahmen sind für folgende *diagnostische Aspekte* von Bedeutung:
- Beurteilung des Knochenmineralgehaltes.
- Differentialdiagnostisch relevante Röntgenbefunde.
- Erfassung des Schweregrades einer manifesten Osteoporose.
- Verlaufskontrolle unter Therapie.

Abschätzung des Knochenmineralgehaltes

Es ist wiederholt gezeigt worden, daß Röntgenaufnahmen, die bei der gleichen Person am selben Tage angefertigt werden, je nach Filmexposition und Entwicklungstechnik einmal als knochengesund, einmal als osteoporotisch imponieren können. Generell gilt, daß erst bei Knochenmassendefiziten von 30–40% diese mit einiger Sicherheit im Röntgenbild erkannt werden. D. h. die alleinige Abschätzung der Filmschwärzung im Vergleich zum Hintergrund bzw. zu Weichteilen ist äußerst problematisch und führt immer wieder zu Fehleinschätzungen und Fehldiagnosen. Das gleiche gilt für periphere Skelettaufnahmen: Aufgrund einer Fuß-, Knie- oder Schulteraufnahme sollte nie auf eine systemische Osteoporose geschlossen werden.

Im Gegensatz zur pauschalen „Knochendichteabschätzung" haben jedoch morphologische Kriterien eine gewisse Bedeutung. In einigen Fällen ist z. B. an der Wirbelsäule der bevorzugte Verlust horizontaler Trabekel gegenüber den vertikalen Strukturen durch die Akzentuierung letzterer gut zu erkennen (Abb. **20**). Der längere Erhalt vertikaler Trabekel im Rahmen des osteoporotischen Knochensubstanzverlustes ist aus den Spongiosastrukturen von 2 Wirbelschnitten in Abb. **21** gut zu erkennen. Gelegentlich kommt es durch reparative Vorgänge sogar zu einer Verstärkung der vertikalen Strukturen (sogenannte hypertrophische Atrophie). Weitere morphologische Kriterien, die auf einen Knochensubstanzverlust hinweisen, sind eine auffällige Rahmenstruktur der Wirbel. Dies entspricht einem generellen Spongiosaschwund bei weitgehend erhaltener Kortikalis. Die „wie mit dem Bleistift" nachgezeichneten Wirbelkörper-Außenkonturen können auch bevorzugt die Grund- und Deckplatten betreffen.

Ein weiteres Kriterium ist besonders im Lendenwirbelsäulenbereich die Ballonierung der Zwischenwirbelräume, d. h. die leichte beginnende

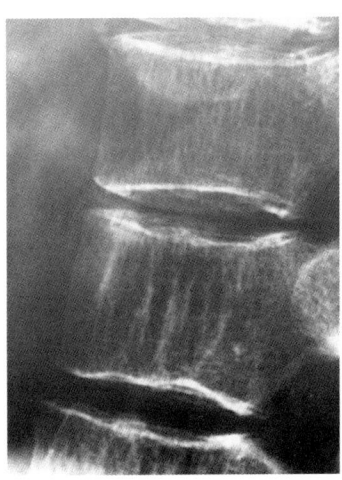

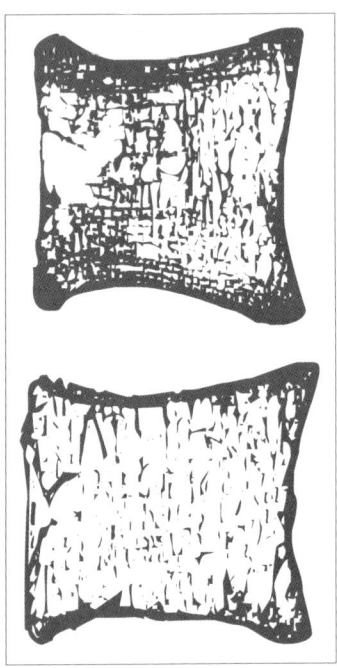

Abb. **20** Akzentuierte vertikale Spongiosastrukturen bei Osteoporose.

Abb. **21** Darstellung der Spongiosaarchitektur auf medianen Wirbelkörperschichten (oben: Normalperson, unten: Osteoporose).

Impression der Grund- und Deckplatten, ohne daß bereits die Kriterien der Fraktur erfüllt sind (vgl. Abb. **11**).

Vor der Einführung der quantitativen densitometrischen Verfahren wurden semiquantitative und qualitative Methoden unter Benutzung von Röntgenbildern genutzt. So wurde u. a. das Verhältnis Kortikalisdicke zum Knochendurchmesser an Metakarpalknochen gemessen oder die Spongiosastrukturen bzw. -trajektorien am proximalen Femur vergleichend bestimmten Osteoporosegraden zugeordnet. Letzteres Verfahren, der sogenannte Singh-Index, ist weiterhin von gewissem Interesse (s. S. 137).

Differentialdiagnose aus dem Röntgenbild

Im Rahmen der Abklärung von Skelettbeschwerden, die heute sehr rasch mit dem Etikett der Osteoporose versehen werden, können aus konventionellen Röntgenaufnahmen von Wirbelsäule oder auch verschiedenen extravertebralen Lokalisationen oft wichtige differentialdiagnostische Hinweise gewonnen werden. In Tab. 19 sind Röntgensymptome und daraus resultierende Verdachtsdiagnosen wiedergegeben, ohne daß die gesamte Osteologie berücksichtigt werden könnte.

Tab. **19** Auswahl differentialdiagnostisch relevanter Befunde an vertebralen und extravertebralen Skelettregionen.

Skelettregion	Strukturveränderung	Verdachtsdiagnose
BWS/LWS	Bandscheiben-verschmälerung, Schmorlsche Knorpelknötchen	Osteochondrose
	Spondylophyten	Spondylosis deformans
BWS/LWS	WK-Kompression mit „unruhigen" Strukturen	osteolytisch/osteoblastisch Metastase
BWS/LWS	verwaschene Spongiosazeichnung	Osteomalazie
BWS/LWS	Grund- u. deckplatten-nahe Sklerosierung („Sandwich-Wirbel")	renale Osteopathie, Osteopetrose
BWS/LWS	diffuse homogene Sklerosierung	Fluorose osteoblastische Metastasierung
BWS/LWS	Sklerosierung einzelner WK mit vergrößertem Durchmesser	M. Paget osteoblastische Metastasierung
Extremitäten-Knochen	Loosersche Umbauzonen Zysten	Osteomalazie prim. Hyperparathyreo-idismus
Phalangen der Finger	subperiostale Resorptionen Akroosteolysen	prim. Hyperparathyreo-idismus, renale Osteopathie
Schädelkalotte	Lochdefekte („Schrotschuß")	Plasmozytom
Extremitäten-Knochen	komplett oder partiell sklerosiert u. verdickt	M. Paget

(BWS = Brustwirbelsäule, LWS = Lendenwirbelsäule, WK = Wirbelkörper)

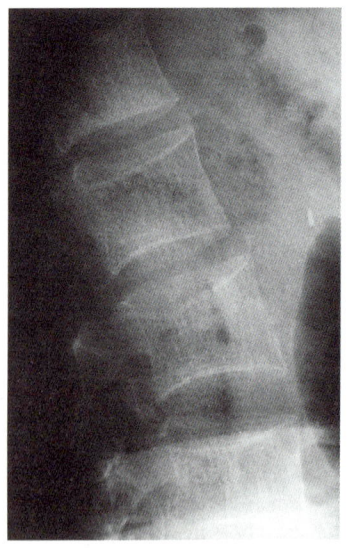

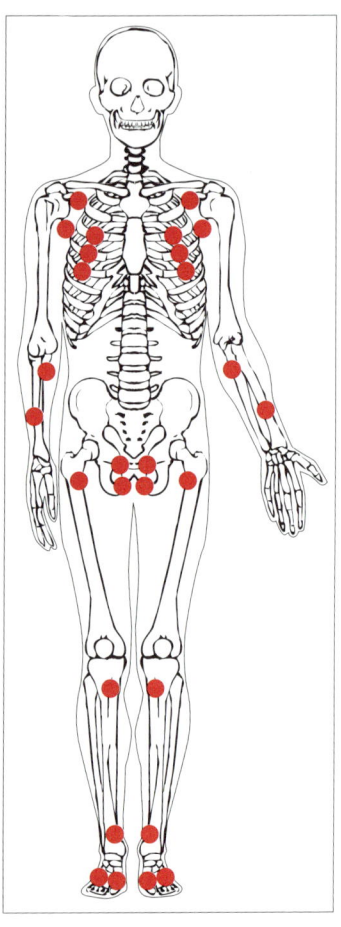

Abb. **22** Seitliche Röntgenaufnahme der LWS einer 67jährigen Patientin mit schwerster Osteomalazie bei chronischer Malabsorption bei gluteninduzierter Enteropathie.

Abb. **23** Prädilektionsstellen für Loosersche Umbauzonen.

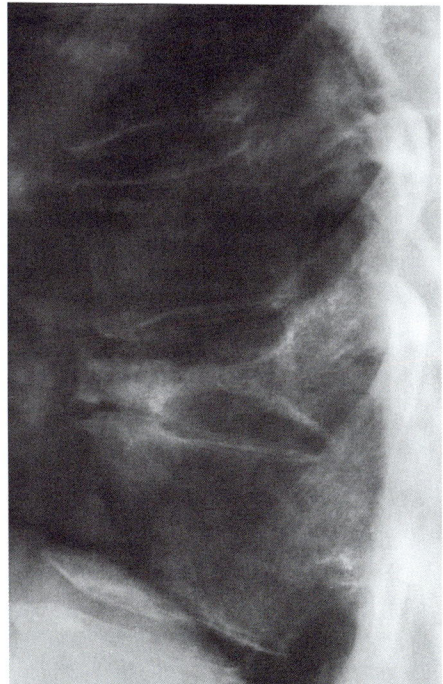

Abb. **24** Komplette Kompressionsfraktur eines 10. BWK, maligne Destruktion bei metastasierendem Mammakarzinom.

Die Röntgenmorphologie der degenerativen Veränderungen, der häufigsten Differentialdiagnose bei Rückenschmerzen, ist hinlänglich bekannt. Nachfolgend sind 4 ausgewählte Beispiele zur Differentialdiagnose aus dem Röntgenbild kurz dargestellt.

Schwer zu erkennen ist meist die Osteomalazie, und nur wenige Fälle zeigen eine so auffällig verwaschene, unscharfe Struktur der Spongiosa wie in Abb. 22. Ein relativ sicheres Zeichen für eine Osteomalazie ist dagegen die Loosersche Umbauzone, die an typischen, mechanisch belasteten Extremitätenstellen zur Beobachtung kommt (vgl. Abb. 9). Die Prädilektionsstellen dieser Umbauzonen zeigt Abb. 23. Meist sind die Umbauzonen schmerzhaft und werden nach Angaben der Patientin röntgenmorphologisch erfaßt. Ansonsten ist die Skelettszintigraphie eine gute Suchmethode.

Die Verkennung einer malignen Wirbelkörperdestruktion als Osteoporose zeigt das Beispiel der Abb. 24. Die hochgradige Kompression eines 10. Brustwirbels wurde als osteoporotisch aufgefaßt, obwohl die Patientin erst 50 Jahre alt war. Ein Jahr später wurde ein Mamma-

karzinom als Ursache gefunden, das zum Zeitpunkt der Wirbelkörperfraktur noch okkult gewesen war. Bei geringstem Verdacht auf
maligne Wirbelkörperdestruktion sollten immer Wirbelsäulenaufnahmen in 2 Ebenen durchgeführt werden. Bleibt der Befund unklar,
kann dann durch seitliche Schichtaufnahmen oder horizontale CT-
Schichten der maligne Prozeß verifiziert werden.

Das 3. Beispiel zeigt typische Wirbelstrukturveränderungen bei renaler Osteopathie (Abb. 25). Die hier gezeigten Sandwich-Wirbel
kommen sowohl bei Dialyse-Therapie wie auch bei langjähriger
kompensierter Niereninsuffizienz zur Beobachtung. Die renale
Osteopathie bei chronisch milder Niereninsuffizienz wird oft als
Osteoporose diagnostiziert.

Eine seltene röntgenologische Fehldiagnose ist das Übersehen einer
Spondylitis. Bei spezifischen oder unspezifischen Spondylitiden
kommt es zu Wirbelkörper-Höhenminderungen, die im BWS-Bereich gelegentlich zunächst einen osteoporotischen Keilwirbel vor-
täuschen können. Meist sind jedoch 2 benachbarte Wirbel betroffen
mit Einschluß des dazwischenliegenden Diskus. Die betroffenen
Wirbelkörper werden entsprechend nur von dieser Bandscheibe aus
eingeschmolzen und zeigen unscharf begrenzte sklerosierte Randsäu-

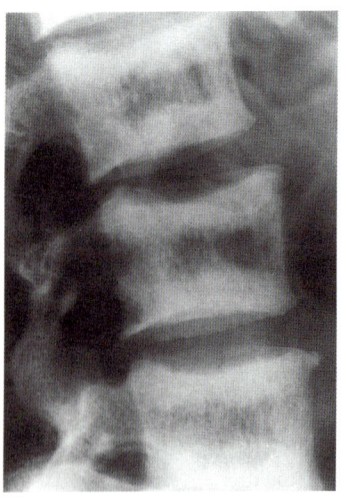

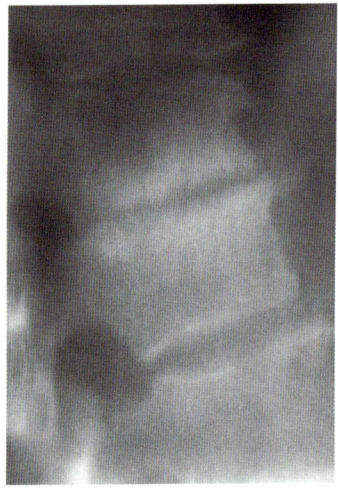

Abb. **25** Typische Sandwichwirbel bei renaler Osteopathie nach langjähriger Dialysetherapie.

Abb. **26** Seitliche Tomographie durch die untere BWS einer 68jährigen Patientin: typischer Röntgenbefund einer Spondylitis.

me. Abb. 26 zeigt eine seitliche Schichtaufnahme der unteren Brustwirbelsäule einer 68jährigen Patientin. Die Spondylodiszitis und
Spondylitis sind hier deutlich zu erkennen. Aufgrund der seitlichen
Nativaufnahmen, heftiger umschriebener Rückenschmerzen sowie
passendem Alter und Geschlecht war zuvor eine Osteoporose diagnostiziert worden.

Schweregrad manifester Osteoporosen und Verlaufskontrolle

Bei manifester Osteoporose müssen zum Zeitpunkt der Diagnose vor
Therapiebeginn Anzahl und Ausmaß frakturierter Wirbelkörper dokumentiert werden. Dafür sind weiterhin zumindestens seitliche Röntgenaufnahmen von Brust- und Lendenwirbelsäule zu fordern. In Abb. 27 ist
die Brustwirbelsäule einer 73jährigen Osteoporosepatientin im anterior-
posterioren Strahlengang seitlich sowie in seitlicher Tomographie dargestellt.

Kompressionsfrakturen von BWK 7 und 11 sind in allen 3 Darstel-
lungen zu erkennen. Eine leichte Deckplattenimpression liegt auch bei
BWK 5 vor. Nach der gegebenen Definition einer Wirbelfraktur (s.
S. 27) ist dieser Befund noch nicht als Fraktur anzusprechen. Ziel in der
Praxis muß es sein, den Ausgangsbefund genau zu dokumentieren und
diesen im Verlauf mit Kontrollaufnahmen zu vergleichen. Der Kontroll-
abstand richtet sich nach Schwere der Osteoporose, Beschwerdeverlauf
und Therapieschema. In der Regel werden Kontrollen nach 1–2 Jahren
empfohlen. Oft sind neue Wirbeleinbrüche oder auch ein Progreß an
bereits frakturierten Wirbeln nur durch Höhenmessungen am Wirbel zu
sichern. Üblicherweise werden zur Osteoporose-Erstdiagnostik und Verlaufskontrolle nur BWS- und LWS-Aufnahmen gefordert, da Frakturen
oberhalb von BWK 4 extrem selten sind. Das bedeutet praktisch, daß bei
hohen Brustwirbelfrakturen und erst recht bei HWS-Frakturen eine
besonders sorgfältige differentialdiagnostische Abklärung erfolgen muß.
Halswirbelkörperfrakturen sind stets suspekt auf einen malignen Prozeß,
in Einzelfällen haben wir Morbus-Paget-Manifestationen beobachtet.
Das Röntgenbild der Abb. 28 zeigt den seltenen Befund einer osteoporotischen Fraktur des 7. Halswirbelkörpers mit sicherem Ausschluß einer
malignen Destruktion oder sonstigen Osteopathie.

Für wissenschaftliche Therapieauswertungen müssen exakte Höhen-
messungen von allen Wirbelkörpern gefordert werden. Hierfür gibt es
Vorschläge von verschiedenen Autoren. Meist werden die 14 Wirbel von
BWK 4 bis LWK 5 ausgewertet. Abb. 29 zeigt eine eigene Variante (vgl.
Abb. 11). Jeder Wirbel bekommt eine Note 1–3. Aus der Summe wird
der Wirbeldeformitätsscore (WDS) berechnet. Für diese Art der Aus-

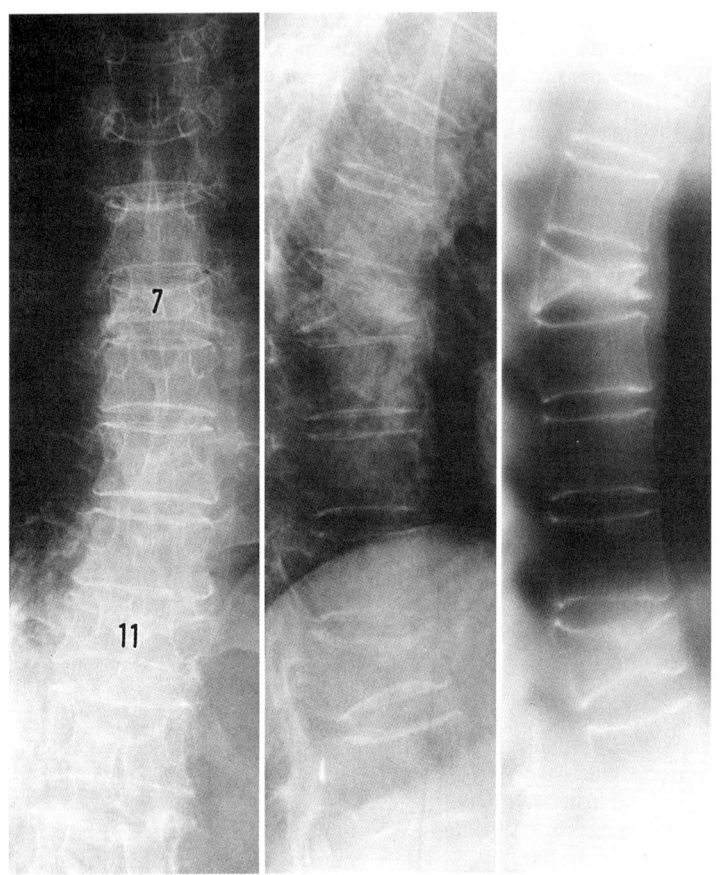

Abb. **27** Anteriore und seitliche Röntgenaufnahme (nativ und Tomographie) der BWS einer 73jährigen Patientin mit manifester postmenopausaler Osteoporose bei Kompressionsfrakturen von BWK 7 und 11.

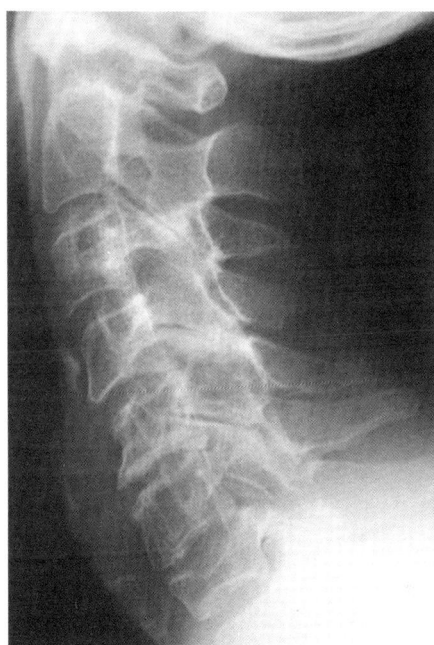

Abb. **28** Seitliche HWS
mit osteoporotischer Fraktur von C7 (70jährige
Patientin mit postmeno-
pausaler Osteoporose).

wertung sind technisch gute seitliche Röntgenaufnahmen von BWS und
LWS nötig. Kontrollen und Verlaufsbeobachtungen sind nur mit Aufnahmen gleicher technischer Qualität möglich (Röhrenabstand, Fokus-
einstellung). Bei der von Minne et al. beschriebenen Methode wird nicht
mit absoluten Wirbelkörperhöhen gearbeitet, sondern mit relativen, auf
BWK 4 bezogenen Werten.

Die neue Generation der Osteodensitometriegeräte der DXA-Technik (s. S. 69) erlaubt bei extrem guter Bildauflösung nicht nur die Messung der Knochendichte, sondern gleichzeitig eine automatisierte Wir-
belkörper-Höhenmessung und damit objektive Frakturdiagnose. Die
Probleme der Röntgenbildstandardisierung entfallen. Vermutlich werden die heute noch gültigen Verfahren damit abgelöst.

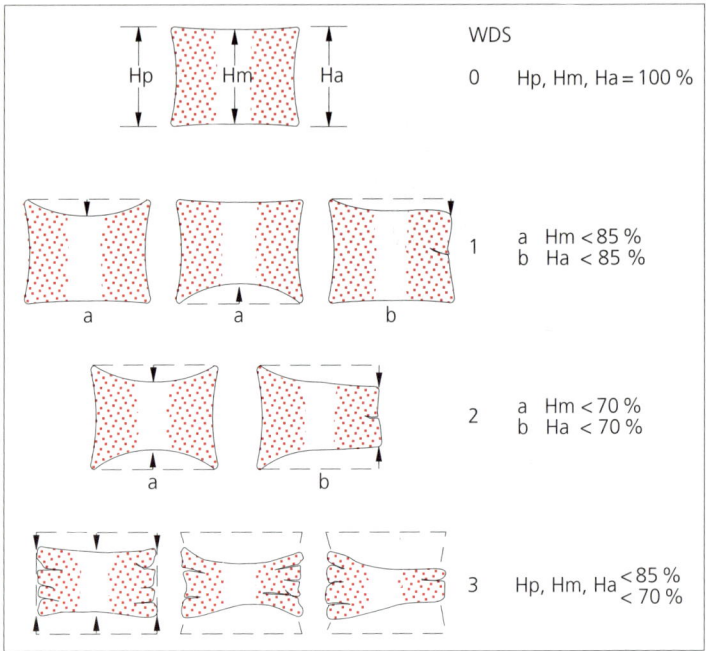

Abb. **29** Anleitung für die Bestimmung des Wirbel-Deformitäts-Scores (WDS) von Th4 bis L5 nach jeweiliger Messung der anterioren (Ha), medianen (Hm) und posterioren (Hp) Wirbelhöhe.

Osteodensitometrie

Zwischen der Knochenmasse und Bruchfestigkeit des Knochens bestehen signifikante Korrelationen. Die Frakturanfälligkeit eines Knochens hängt aber daneben noch von Mikroarchitektur des Knochengewebes im Knochen und von der Geometrie des Knochens ab. Bezüglich der Vielfalt der inzwischen historischen methodischen Ansätze zur qualitativen oder semiquantitativen Messung der Knochendichte bzw. Knochenmasse sei auf Übersichtsarbeiten, Lehrbuch- und Handbuchartikel zu dieser Thematik verwiesen. Die Einführung und zunehmende Verbreitung der exakten nichtinvasiven quantitativen Methoden zur Knochendichtebestimmung seit den 60er Jahren hat die Osteoporosethematik revolutioniert. Ständige methodische Verbesserungen sind hinzugekommen und weitere sind zu erwarten.

Andererseits ist jedoch auch durch zu häufige und nichtindizierte Anwendung, durch fehlende Ausbildung vieler Anwender und durch frühe Markteinführung noch nicht ausgereifter Techniken die Methode insgesamt in Mißkredit geraten. Dem ist entgegenzuhalten, daß nach internationaler Experteneinschätzung der Densitometriebefund bei korrekter Indikationsstellung, Durchführung und Auswertung einen wertvollen Baustein der Osteoporosediagnostik darstellt. Der Densitometriebefund ist ein Maß für das statistische künftige Frakturrisiko und ist nicht die Osteoporosediagnose selbst.

Methodenübersicht

Die ersten nichtinvasiven Meßmethoden benutzten als Strahlungsquelle Radioisotopen wie 125-Jod oder 153-Gadolinium. Bei den Weiterentwicklungen wurden dann diese je nach Halbwertszeit regelmäßig auszuwechselnden Strahlenquellen durch spezielle Röntgenröhren ersetzt. Dabei werden aus dem polychromatischen Röntgenstrahlenspektrum 2 unterschiedliche Energiepeaks herausgefiltert. Röntgenröhren bieten gegenüber Radionuklidquellen den Vorteil eines wesentlich höheren Photonenflusses, woraus sich kürzere Meßzeiten und eine wesentlich bessere Bildauflösung ergeben.

Unterschieden werden die Verfahren der sogenannten Photonenabsorption mit planarer Meßtechnik und die computertomographischen Verfahren. Bei ersteren wird eine Skelettregion (z. B. Radius, Lendenwirbelsäule, proximaler Femur) flächig abgebildet und der Dichtewert als Grammwert pro Fläche (g/cm^2) ausgedrückt. Bei den CT-Methoden wird ein definiertes Knochenvolumen gemessen und der Meßwert in g/cm^3 angegeben.

Eine Reihe von oft schwer verständlichen Abkürzungen hat sich für die einzelnen konkurrierenden Meßtechniken international eingebürgert (Tab. 20). Weitere Informationen und technische Details über diese Methoden sind der Tab. 21 zu entnehmen. Die älteste Methode, die SPA-Technik, hat an Bedeutung verloren, obwohl sie gerade bei Messung am rein kortikalen Radiusschaft sehr verläßliche Informationen über die

Photonenabsorptionstechniken:

SPA	Single-Photonen-Absorptiometrie
DPA	Dual-Photonen-Absorptiometrie
DXA	Dual-Photonen-X-ray-Absorptiometrie

Computertomographische Methoden:

SEQCT	Single-Energy Quantitative CT
DEQCT	Dual-Energy Quantitative CT
pQCT	periphere Quantitative CT

Tab. **20** Übersicht über die Akronyme der gebräuchlichen Osteodensitometrieverfahren.

Tab. **21** Übersicht über die nichtinvasiven Methoden zur Knochendichtemessung (nach Reiners, Ch. 1991).

Methode	SPA	DPA	DXA	SEQCT DEQCT	pQCT
Meßort	Radius	LWS/Femur Ganzkörper	LWS/Femur Ganzkörper	LWS (Femur)	Radius Tibia
Spongiosaanteil	5–80 %	50–60 %	50–60 %	100 %	100 %
Dichteäquivalent/ Dimension	Längenwert (g/cm)	Flächenwert (g/cm²)	Flächenwert (g/cm²)	Volumenwert (mg/cm³)	Volumenwert (mg/cm³)
Strahlenquelle/ Energie (KeV)	I-125 (28)	Gd-153 (44/100)	Rö-Röhre (40/70)	Rö-Röhre (40/70)	I-125/Rö-Röhre (28/40)
Strahlenexposition (Knochenmark mGy)	≤ 0,1	≤ 0,15	≤ 0,05	1–10	≤ 0,1
Reproduzierbarkeit (Variationskoeffizient)	1– 3 %	2– 5 %	1– 2 %	SE: 1– 3 % DE: 3–10 %	0,5–1 %
Untersuchungsdauer (min)	5–10	20–60	5–10	10–20	5–10

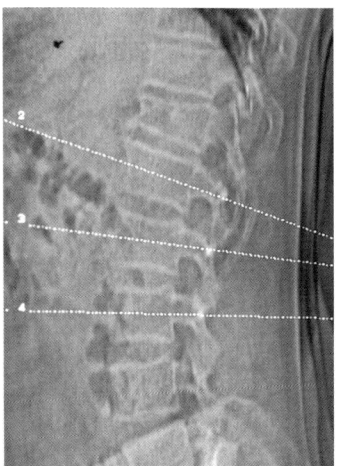

Abb. **30** Darstellung der typischen
Meßschnittebenen bei der axialen
QCT-Technik an L2 bis L4.

Meßregion liefert. Die DPA-Messung ist weitgehend durch das schnellere und bessere DXA-Verfahren abgelöst worden.

Konkurrierend werden am meisten heute DXA, axiales CT und peripheres CT betrieben. Die Meßbefunde der einzelnen Meßprinzipien sind nicht miteinander vergleichbar, Pro und Contra sind unter den verschiedenen Anwendern weiterhin umstritten. Die axiale CT-Technik (Abb. **30**) hat gegenüber der DXA-Messung den Vorteil einer getrennten Meßbarkeit von Kortikalis und Spongiosa. Andererseits korreliert das tatsächliche Frakturrisiko besser mit der integralen Knochendichte (wie mit der DXA gemessen) als mit reinen Spongiosabefunden.

Generell gilt jedoch aufgrund der Evidenz zahlreicher prospektiver Studien, daß der Meßbefund von jeder Meßstelle einen prädiktiven Wert für das generelle Frakturrisiko hat, andererseits aber der jeweils lokale Meßbefund für diese Stelle auch die größte Relevanz hat. Dies bedeutet weiterhin, daß die Aussagekraft mit der Zahl der Meßorte steigt. In der Praxis sind aus Zeitgründen oft nicht mehrere Messungen möglich. Wir empfehlen für die Klinik bzw. für osteologische Zentren die routinemäßige Messung von Lendenwirbelsäule, proximalem Femur und Radius.

Weitere Methoden, die in den Tab. **20** u. **21** nicht aufgeführt wurden, sind Photonenstreuungsmessungen (Compton-Scattering), Neutronenaktivierungsanalyse, Ultraschallmessung und NMR-Spektroskopie. Die NMRP-Spektroskopie erlaubt eine Quantifizierung von Phosphorverbindungen im Gewebe ohne Strahlenexposition und damit eine indirekte Messung des Knochenmineralgehaltes. Bis zur klinischen Anwendbarkeit dieser Methode sind jedoch noch viele Probleme zu lösen.

Für die Ultraschallmessung sind dagegen schon Geräte verfügbar. Die Schalleitungsgeschwindigkeit von Breitbandimpulsen (100 bis 600 kHz) wird mit Hilfe eines Senders und Empfängers an Knochen gemessen. Geeignet sind daher nur Knochen, die von 2 Seiten zugänglich sind, z. B. Kalkaneus und Patella. Die Meßergebnisse sind im Prinzip gut reproduzierbar. Die klinische Relevanz der Meßorte bei einer generalisierten oder achsenskelettbetonten Osteoporose ist jedoch u. E. noch nicht genügend dokumentiert.

Klinische Probleme und Perspektiven

Die pQCT-Technik am distalen Radius ist im Prinzip ein interessanter Ansatz, weil mögliche Störfaktoren an der Lendenwirbelsäule vermieden werden. In der Vergangenheit gab es hier jedoch große Probleme mit den Referenzwerten und der Reproduzierbarkeit. Die Wiederfindung des gleichen Meßortes bleibt ein essentielles Problem. Andererseits beobachten wir immer wieder Osteoporose-Fälle, bei denen die selektiven Spongiosamessungen vom distalen Radius in keiner Weise mit dem Osteoporosegeschehen an der Wirbelsäule korrelieren. Es gibt achsenskelettbetonte Osteoporosen mit niedrigen Dichtewerten an der LWS mit oder ohne Frakturen, die peripher völlig normal sind, aber auch Fälle mit unerklärlich niedrigen Werten bei der pQCT, bei denen aufgrund anderer Meßbefunde (DXA, axiales QCT) die Osteoporose auszuschließen ist.

Eine weitere Perspektive der pQCT bleibt zu erwähnen: Mit hochauflösenden Spezialscannern und womöglich noch zu verbessernder Technik sind Schnittbilder vom distalen Radius oder Tibia möglich, die neben der Dichtemessung eine quantitative Beurteilung der Spongiosaarchitektur erlauben werden. Ein Beispiel hierfür gibt Abb. 31. Die Schnittbilder durch die distale Tibia zeigen oben eine senile Osteoporose, unten das Bild eines primären Hyperparathyreoidismus mit Spongiosaverlust und intrakortikalen Erosionen.

Ein typisches Meßprotokoll, das bei der DXA-Messung in farbig oder schwarzweiß ausgedruckt wird, zeigt Abb. 32. Die Knochendichtewerte werden für Lendenwirbelkörper 1–4 jeweils einzeln und in verschiedenen Kombinationen ausgedruckt. Das ermöglicht, einen einzelnen Wirbelkörper, der erheblich von den anderen abweicht (z. B. bei Spondylophyten oder Kompressionsfraktur), bei der Auswertung zu eliminieren. Bei homogenem Muster wird üblicherweise der Mittelwert von L2 bis L4 benutzt.

Für die Auswertung des Meßprotokolls gibt es die direkten Meßergebnisse in g/cm^2, die Prozentabweichungen gegenüber dem zugehörigen Altersmittel und dem junger Erwachsener sowie dem T-Score und

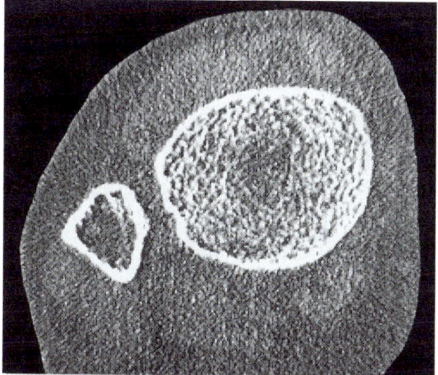

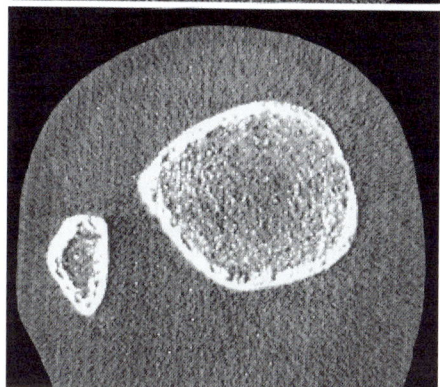

Abb. **31** Weiterentwicklungen der pQCT-Technik
mit hochauflösenden
Scannern erlauben eine
Beurteilung der Spon-
giosastrukturen.

Falsch-hohe Knochendichtewerte durch:

1. Frische WK-Kompressionen
2. Extraossäre Verkalkungen
3. Degenerative Wirbelsäulenveränderungen
   (Osteochondrose, Spondylosis deformans)
4. Ausgeprägte Aortensklerose
5. Knochen- und Metallimplantate
6. Röntgenkontrastmittel (jodhaltig, Barium)
7. Vorherige nuklearmedizinische
   Untersuchungen
8. Kleiderverschlüsse, Kalzium-Tabletten

Tab. **22** Fehlerquellen
bei der DXA-Messung
mit falsch-hohen Dichte-
werten.

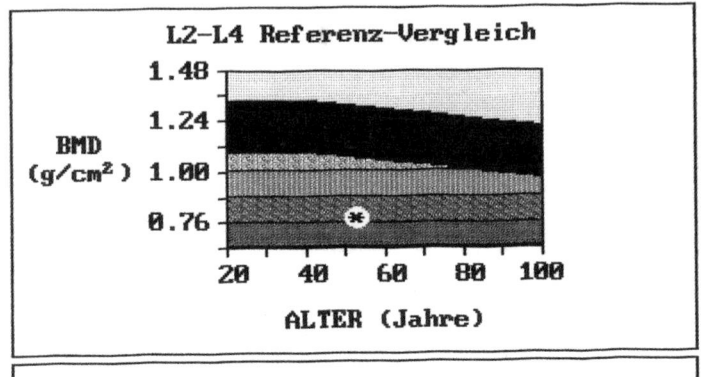

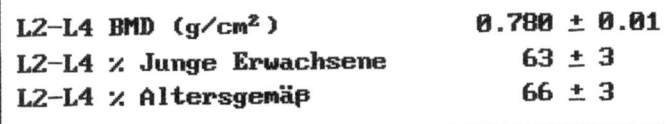

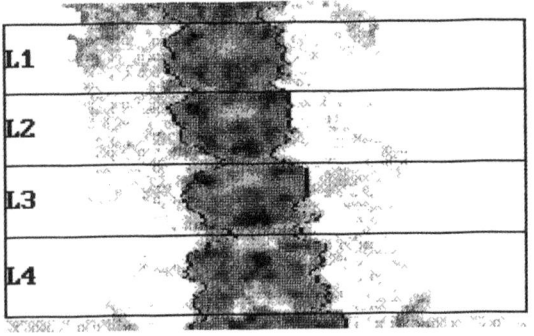

Abb. **32** Typisches Protokoll einer DXA-Messung der Lenden-wirbelsäule (53jähriger Mann mit idiopathischer Osteoporose ohne Wirbelfrakturen).

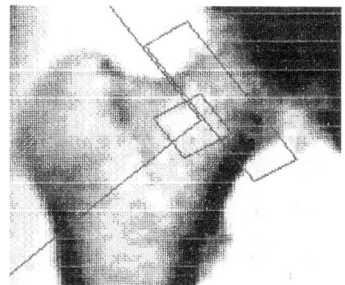

Abb. **33** Abgrenzung der Meßfelder bei DXA-Messung am proximalen Femur (Rechteck = Neck, Quadrat = Ward, Fläche im rechten Winkel = Trochanter).

dem Z-Score. Ein einheitliches Vorgehen in der Benutzung dieser Daten ist bislang nicht erreicht. Eine standardisierte Befundmitteilung ist dringend zu fordern. Die alleinige Angabe einer Prozentzahl ist ungenügend. Mitgeteilt werden sollten: Gerätetyp, Meßort, Meßwert als Absolutwert und Abweichung vom altersentsprechenden Mittelwert als Z-Wert oder als Perzentilwert.

Eine ganze Reihe von Faktoren, die mit Dichteänderungen an der Wirbelsäule oder im umgebenden Weichteilmantel einhergehen, können die Meßergebnisse verfälschen (Tab. 22). In manchen Fällen können, wie bereits erwähnt, einzelne Wirbelkörper von der Auswertung ausgeschlossen werden, in ausgeprägten Fällen ist die Messung der Lendenwirbelsäule nicht verwertbar.

Nach eigenen Vergleichsuntersuchungen an großen Gruppen von Gesunden, präklinischen Osteoporosen und manifesten Osteoporosen konnten wir nachweisen, daß das proximale Femur mit der Lendenwirbelsäule gut korreliert und speziell der Meßort Femur-Ward. Dies wurde inzwischen von verschiedenen Autoren bestätigt. Die 3 verschiedenen Meßfelder, die bei der DXA-Messung am proximalen Femur ausgewertet werden, zeigt Abb. 33. Daneben erlaubt die DXA-Methode auch Ganzkörpermessungen des Knochenmineralgehaltes und seitliche Messungen der Lendenwirbelsäule, wobei nur die Wirbelkörper ausgewertet werden und nicht der gesamte dorsale Wirbelapparat miterfaßt wird, wie bei der üblichen anterioren Projektion (vgl. Abb. 32). Die Messung in seitlicher Projektion ist bei neuen Gerätegenerationen weiter verbessert worden. Wie schon erwähnt, können durch sehr gute Bildauflösung sowohl Knochendichtewerte als auch Morphologie der Wirbelkörper erfaßt werden (Abb. 34).

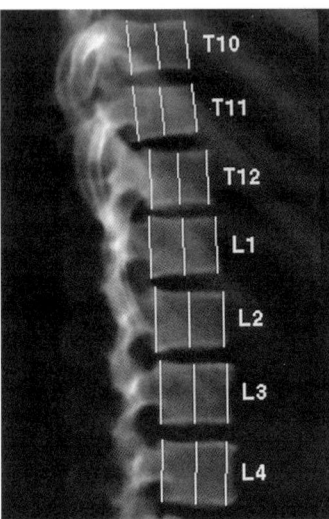

Abb. **34** Computerbild der seitlichen Wirbelsäule und eingetragene automatische „Wirbelhöhenvermessung" mit DXA-Geräten der neuen Generation.

Ultraschallmessungen

Die Knochenmasse zeigt eine hohe Korrelation mit der Knochenfestigkeit, doch ca. 25–30% der Variation in der Knochenbruchfestigkeit dürften durch andere Faktoren als die Knochenmasse bedingt sein. Es ist davon auszugehen, daß die In-vivo-Bestimmung der biomechanischen Festigkeit und damit die Vorhersage des Frakturrisikos verbessert werden könnte, wenn nichtinvasive Verfahren zur Erfassung von strukturbezogenen Parametern zur Knochenmassenbestimmung hinzukämen.

Die Untersuchung des Knochens mit Ultraschall ist in diesem Sinne erforscht worden als Ansatzmöglichkeit, die Knochengewebsqualität zu messen, letztendlich mit dem Ziel, die bislang nur auf der Knochendichtemessung basierende Frakturvorhersage zu verbessern. Obwohl z. Zt. noch nicht genau festzulegen, ist davon auszugehen, daß Ultraschallmessungen zusätzliche Informationen bezüglich der Knochenqualität liefern werden, und zwar hinsichtlich Geometrie, Architektur und biomechanischer Eigenschaften des Knochens. Unklar ist, in welchem Ausmaß sich derartige Messungen positiv auf die praktische Anwendung auswirken werden. Vermutlich wird jedoch die Frakturvorhersage durch die Ultraschallmessung bei Patienten mit niedriger Knochenmasse verbessert werden. Andererseits ist es unwahrscheinlich, daß die Ultraschallmessung künftig die Osteodensitometrie komplett aus der Frakturvorhersage verdrängen wird.

Im Vergleich zur ionisierenden Strahlung bei der Absorptiometrie interagiert Ultraschall mit dem Knochen in fundamental unterschiedlicher Weise. Beim Ultraschall handelt es sich um mechanische Wellen mit Frequenzen oberhalb des menschlichen Hörvermögens (720 kHz). Wie die hörbaren Schallwellen durchdringt er das Gewebe in longitudinalen Wellen. Gewebeschichten wie Knochen und Muskulatur bewirken die Entstehung sogenannter Raleigh-Wellen, d.h. Wellen mit elliptischer Ausbreitung. Im Knochengewebe kommt ein Gemisch von Wellenarten zustande.

Die Ultraschallwellen werden durch einen piezoelektrischen Transducer erzeugt, der eine enge Ankopplung an den zu messenden Knochen benötigt. Dadurch wird die Anwendung auf Kalkaneus, Patella, Radius und Tibia beschränkt. Die Messungen erfolgen mit einem Reflexionsverfahren, d.h. mit einem kombinierten Schallsender und -empfänger, die an gegenüberliegenden Knochenseiten positioniert sind. Gemessen werden die Schalleitungsgeschwindigkeit des Knochens sowie die Schallabschwächung. Ersteres ist einfacher und präziser zu messen.

Die Befunde, die in den letzten 10 Jahren erhoben wurden, lassen vermuten, daß aus der Ultraschallgeschwindigkeit das Frakturrisiko in vivo an bestimmten Spongiosalokalisationen vorhergesagt werden könnte. Neben der Schalleitungsgeschwindigkeit wird, wie bereits erwähnt, eine weitere Meßgröße, die frequenzabhängige Schallschwächung, erfaßt. Auch für diesen Parameter wurden signifikante Korrelationen zur Knochendichte und zum Frakturrisiko nachgewiesen. Teilweise werden beide Meßprinzipien kombiniert angewandt.

Klinische Stadien

Für die Festlegung von Behandlungsstrategien einer Erkrankung ist die Definition von klinischen Stadien eine wichtige Vorbedingung. Bislang gibt es keine allgemein akzeptierten klinischen Osteoporosestadien. Auf der Basis von Klinik, Röntgenbefund und ergänzend Osteodensitometrie sind jedoch Stadieneinteilungen möglich. In Tab. **23** ist ein eigener Einteilungsvorschlag in 5 Stadien wiedergegeben. Neben einem Vorstadium mit noch normaler Knochenmasse, aber Risikofaktoren für eine Osteoporoseerkrankung, werden jeweils 2 Schweregrade einer präklinischen und manifesten Osteoporose unterschieden. Diese Einteilung beruht lediglich auf Anamnese, Klinik, Beschwerden und Röntgenbefund. Die Osteodensitometrie könnte vor allem bei der Abgrenzung zwischen Stadium 0 und 1 helfen. Die Grenze müßte jedoch für alle Meßorte und Methoden unterschiedlich definiert werden.

Innerhalb einer deutschen Konsensusgruppe haben wir kürzlich eine andere Stadieneinteilung, basierend auf DXA-Messung und Röntgenbefund, erstellt (Tab. **24**). Hier werden lediglich 3 Stadien unterschieden. Die densitometrischen Grenzbereiche gelten für Frauen. Für Männer liegt der Grenzwert an der Lendenwirbelsäule bei < 1,0, am Femur bei

Tab. **23** Stadieneinteilung der Osteoporose nach klinischen Daten und Röntgenbefunden (Ringe, 1993).

Stadium	Nr.	Erläuterung
Risikopatient	0	Vorstadium: Koinzidenz mehrerer Risikofaktoren; alters- und geschlechtsentsprechende Knochendichtewerte
Präklin. OP A	1	Mäßiggradige Verminderung der Knochendichte; Röntgenbild der Wirbelsäule unauffällig
Präklin. OP B	2	Deutliche Verminderung der Knochendichte; Rö WS: Vd. a. Kalksalzminderung, keine signifikanten Wirbelkörperverformungen oder -frakturen; evtl. dumpfe Rückenbeschwerden
Manifeste OP A	3	Frühstadium: signifikante Höhenminderungen oder Einbrüche an 1–3 Wirbeln; meist starke Rückenbeschwerden; selten extravertebrale Frakturen
Manifeste OP B	4	Spätstadium: multiple Wirbeldeformierungen oder -frakturen; starke, mäßige oder fehlende Rückenbeschwerden; häufig extravertebrale Frakturen

Tab. **24** Stadieneinteilung nach Densitometrie (DXA) und Röntgenbefund. Die Angaben beziehen sich auf Frauen (Femur-W. = Meßort am Wardschen Dreieck).

Klinisches Stadium	Diagnostische Kriterien Densitometrie (g/cm^2)		Röntgen-WS	Behandlung
	LWS	Femur-W.		
Risikopatient	0,95 – 1,2	0,6 – 0,8	o. B.	Prävention
Präklinische Osteoporose	< 0,95	< 0,60	fragliche Kalk-salzminderung, keine Frakturen	Frühtherap. Therapie
Manifeste Osteoporose	< 0,95	< 0,60	1 oder mehrere Frakturen bei inadäquatem Trauma	Therapie

< 0,70 g/cm^2. Danach liegt die Grenze zwischen Stadium 0 und Stadium 1 der Tab. **23** an der LWS bei 0,95 bzw. 1,0 g/cm^2 (vgl. auch Tab. **66**, S. 185).

Interessant ist, daß sich präklinische und manifeste Osteoporosen aufgrund der Densitometrie nicht differenzieren lassen. Nach eigenen Studien an Männern und Frauen liegen die manifesten Osteoporosen mit ihren Werten an der Lendenwirbelsäule (bei Ausschluß der Fälle mit Lendenwirbelkörperfrakturen) im Trend niedriger als die präklinischen Fälle, sind aber nicht signifikant verschieden. Signifikant niedrigere Werte zeigen die manifesten Osteoporosen jedoch am Femur-Ward-Meßort.

Synopsis und weitere Methoden

Wenn eine signifikante Verminderung der Knochenmasse durch Spontanfrakturen, Frakturen bei geringem Trauma oder durch ein Verfahren der Osteodensitometrie nachgewiesen ist, so ist stets zu klären, ob dieser Verlust an Knochenfestigkeit ein lokales oder generalisiertes Problem ist. Lokal erhöhte Brüchigkeit ist am häufigsten auf Skelettmetastasen, selten auf primäre Knochentumoren, Osteomyelitis (z. B. Spondylitis) u. a. zu beziehen. Eine generalisiert erhöhte Bruchanfälligkeit liegt dagegen bei den sogenannten metabolischen und endokrinen Osteopathien vor, d. h. den verschiedenen Formen von Osteoporosen, Osteomalazien bzw. des primären und sekundären Hyperparathyreoidismus. Abb. 35 zeigt die unbedingt notwendige Differentialdiagnose bei jedem Patienten mit Osteoporoseverdacht. Dieses Vorgehen gilt für Männer und Frauen in gleicher Weise. Eine Übersicht über das diagnostische Werkzeug wurde in Tab. 13 skizziert und in den vorangehenden Abschnitten abgehandelt.

Skelettszintigraphie, Computertomographie oder MR-Untersuchung des Skeletts sowie zytologische und histologische Untersuchungen kommen nur gezielt bei unklaren Fällen zum Einsatz. Die Indikationen für diese bildgebenden Verfahren ergeben sich von selbst nach Ausschöpfung der bisher ausführlich diskutierten Diagnostik. Erwähnt sei

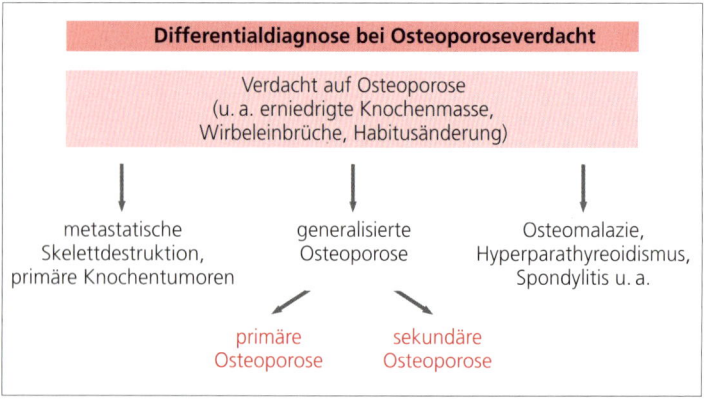

Abb. **35** Übersicht über die notwendige Differentialdiagnose bei densitometrisch nachgewiesener Osteopenie bzw. Symptome einer manifesten Osteoporose.

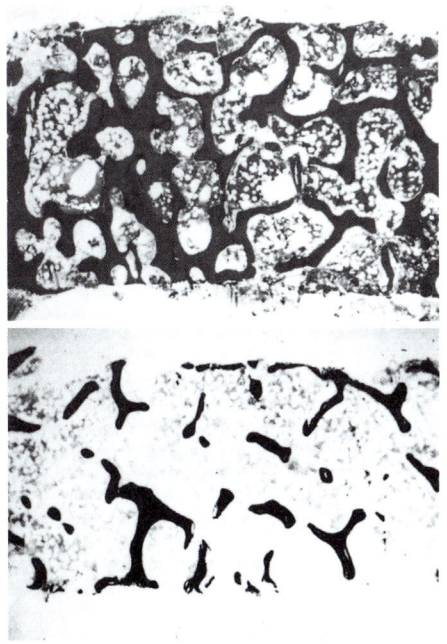

Abb. **36** Übersichtsbilder von Beckenkammbiopsien: oben Normalbefund, unten schwere Osteoporose (nach Schulz, 1991).

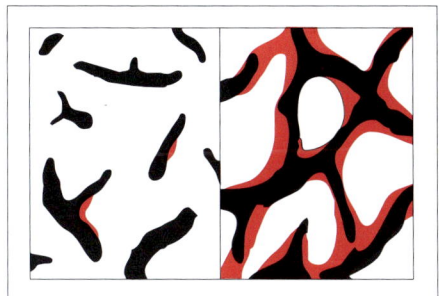

Abb. **37** Schematische Darstellung zur Unterscheidung von Osteoporose und Osteomalazie im histologischen Bild (schwarz = mineralisierter Knochen, rot = Osteoid/unverkalkte Matrix).

nochmals, daß die Skelettszintigraphie hervorragend geeignet ist als Suchmethode bei unklaren Skelettaffektionen, z. B. bei isoliert erhöhter alkalischer Phosphatase oder Hyperkalzämie. Computertomographie und MR-Untersuchung sind wertvoll bei destruktiven Veränderungen und Primärtumorsuche.

Die Indikation zur zytologischen Knochenmarksuntersuchung sollte großzügig gestellt werden. Die langzeitige Verzögerung der Diagnose Plasmozytom ist eine der häufigsten und fatalsten Fehldiagnosen bei Osteoporoseverdacht. Nach eigener Erfahrung aus vielen Patientenzuweisungen wird die Diagnose vor allem bei normaler oder nur leicht erhöhter Blutsenkungsgeschwindigkeit und fehlenden Veränderungen in der Elektrophorese und Immunelektrophorese verpaßt. Nicht-sekretorische Plasmozytome sind insofern besonders tückisch.

Die bioptischen Knochenuntersuchungen bleiben weiterhin ein wichtiger Bestandteil im diagnostischen Arsenal, obwohl die Frequenz der Untersuchungen mit zunehmender Verbreitung der Osteodensitometrie sehr abgenommen hat. In der Tat ist die Quantifizierung des Osteoporoseschweregrades durch histomorphometrische Auswertung von Beckenkammbiopsien wenig präzise und oft durch die Qualität der Biopsie zusätzlich beeinträchtigt.

Wertvoll ist jedoch die Histologie für die Differentialdiagnose. Abb. 36 zeigt in der oberen Bildhälfte normale Spongiosastruktur in der histologischen Übersicht vom Beckenkamm und in der unteren Hälfte eine stark reduzierte Vernetzung der Spongiosa mit scheinbar völlig voneinander isolierten Trabekeln. Die schmalen, rarefizierten Spongiosaelemente stellen sich fast komplett ohne Osteoidauflagerungen dar. Die Osteomalazie zeigt sich dagegen stets durch Osteoidsäume unterschiedlicher Dicke, die weitstreckig die Oberflächen der Trabekel bedecken.

Die histologische Definition einer Osteomalazie lautet:
– Osteoidvolumen bzw. unverkalkte Matrix > 5 % der Gesamtknochensubstanz,
– Mineralisationsverzögerungszeit mehr als 100 Tage.

Die Unterschiede zwischen Osteoporose und Osteomalazie im histologischen Bild sind in Abb. 37 schematisch dargestellt. Links rarefizierte, teils plumpe, teils filigrane Spongiosareste. Rechts weitgehend erhaltene Spongiosa, jedoch bedeckt (Oberflächenosteoidose) oder durchsetzt (Volumenosteoidose) mit nichtmineralisierter Matrix.

Eine Osteomalazie bedarf stets einer ätiologischen Abklärung. Im Gegensatz zur Osteoporose gibt es keine primäre Osteomalazie. Eine Übersicht über die wichtigsten Osteomalazieursachen bzw. -formen zeigt Tab. 25.

Selbstverständlich können auch andere generalisierte Osteopathien knochenbioptisch diagnostiziert werden. Bei den sogenannten intestina-

Tab. **25** Übersicht über die häufigsten Osteomalazieursachen.

1. Vitamin-D-Mangel

mangelnde UV-Bestrahlung und/oder orale Zufuhr (Sonderform Immigranten-Osteopathie); Resorptionsstörung: Malabsorptionssyndrome

2. Vitamin-D-Stoffwechselstörungen

Leber: Enzyminduktion (Osteomalacia anticonvulsiva), billiäre Leberzirrhose; Niere: verminderte Synthese von $1,25\text{-}(OH)_2\text{-}D_3$ bei chronischer Niereninsuffizienz, Enzymdefekt (Pseudomangelrachitis)

3. Renal-tubuläre Verlustsyndrome

Phosphatdiabetes: a) isoliert; b) kombiniert mit anderen tubulären Störungen; c) onkogener Phosphatdiabetes; renal-tubuläre Azidose

4. Hypophosphatasie

5. Passagere Osteomalazie bei Fluoridtherapie

Tab. **26** Synopsis Osteoporosediagnostik.

Verdachtsdiagnose	Diagnose und Differentialdiagnose
Präklinische Osteoporose	
Risikofaktoren (u. a. Postmenopause, positive Familienanamnese, schlanker Habitus, kalziumarme Diät, Kortikoidtherapie, Alkohol) unspezifische Rückenschmerzen Verdacht auf Kalksalzminderung im Röntgenbild	1. Nachweis verminderter Knochenmasse mit Osteodensitometrie 2. Röntgen-Wirbelsäule: Frakturausschluß 3. Ausschluß anderer Ursachen einer Osteopathie 4. Differenzierung in primäre und sekundäre präklinische Osteoporosen
Manifeste Osteoporose	
akute oder chronische Rückenschmerzen Größenverlust, Rundrücken Nachweis von Frakturen im Röntgenbild (anamnestisch ohne adäquates Trauma) gehäufte extravertebrale Frakturen Risikofaktoren für Osteoporose, höheres Lebensalter	1. Nachweis einer Osteopenie an nichtfrakturierten Wirbeln, Femur oder Radius 2. Ausschluß traumatischer Frakturen, maligner Destruktionen oder anderer Osteopathien 3. Dokumentation mit Wirbeldeformitätsscore 4. Differenzierung in primäre und sekundäre manifeste Osteoporose

len und renalen Osteopathien handelt es sich selten um reine Osteomalazien. Meist liegen Mischbilder mit einem sekundären Hyperparathyreoidismus und eine Osteoporose vor. Daneben kann selbstverständlich
in der Beckenkammbiopsie das Knochenmark beurteilt werden, so daß
nicht selten hämatologische Neoplasien erfaßt werden.

In Einzelfällen werden neben der Standardbiopsiestelle am Beckenkamm bei unklaren Skelettaffektionen gezielte Knochenbiopsien nötig.
Läßt sich z. B. eine Wirbelkörperkompression nicht durch eine Osteoporose erklären, ist der Röntgen- oder CT-Befund suspekt und ist die
Primärtumorsuche negativ, so ist eine gezielte CT-gesteuerte Wirbel-
punktion indiziert.

Neben dem differentialdiagnostischen Wert der Knochenbiopsie
kann weiterhin eine Momentaufnahme der Knochenumbauaktivität gewonnen werden. Die Ausmessung verschiedener histomorphometrischer
Parameter des Knochenan- und -abbaus erlaubt eine quantitative Differenzierung in Low- und High-turnover-Osteoporosen. Für diese Diagnostik sind ausreichend große und artefaktfreie Biopsien vom ventralen
Beckenkamm nötig, während für die differentialdiagnostische Beurteilung meist die dorsal mit Jamshidi-Technik entnommenen Proben aus-
reichen.

Eine zusammenfassende Übersicht über die wichtigsten Aspekte der
Osteoporosediagnostik wird nochmals in Tab. **26** gegeben.

Postmenopausale Osteoporose

Fuller Albright gebrauchte den Begriff „Postmenopausale Osteoporose" als erster in den 50er Jahren und vermutete einen Zusammenhang zwischen den Wechseljahren und der Osteoporose allein aufgrund der Tatsache, daß die meisten seiner Osteoporosefälle weiblich und postmenopausal waren.

Epidemiologie

Die postmenopausale Osteoporose ist die häufigste aller Osteoporoseformen. Etwa 30 % aller Frauen erkranken postmenopausal an Osteoporose. Die starke Zunahme der Osteoporosekrankheit korreliert mit der in diesem Jahrhundert sprunghaft angestiegenen Lebenserwartung und speziell der höheren Lebenserwartung der Frauen gegenüber den Männern. Die ansteigende Kurve der mittleren Lebenserwartung für Frauen zeigt Abb. **38**. Im Jahre 1850 betrug die statistische Lebenserwartung eines weiblichen Neugeborenen 45 Jahre, im Jahre 1995 sind es 79 Jahre. Das mittlere Menopausealter hat sich in diesem Zeitraum nicht signifikant geändert. Es ist allenfalls um 1–2 Jahre angestiegen. Das bedeutet praktisch, daß im vorigen Jahrhundert nur wenige Frauen die Menopause langzeitig überlebten, während heute regelmäßig die Frauen mehr als 1/3 ihres Lebens in der Sexualhormon-Mangelsituation der Postmenopause verbringen.

Wie im Eingangskapitel erwähnt, gibt es für die Gesamtosteoporoseprävalenz in Deutschland nur Schätzungen, die auf epidemiologischen Daten aus anderen Ländern mit ähnlicher Altersstruktur und Sozialgefüge beruhen. Von den insgesamt angenommenen 6–8 Mio. Osteoporosen in Deutschland betreffen ca. 85 % das weibliche Geschlecht. Vom Mittelwert von 7 Mio. Osteoporosen ausgehend, leiden demnach 6 Mio. Frauen in Deutschland an Osteoporose. Dabei ist der Anteil an postmenopausalen und senilen Osteoporosen nicht bekannt, da keine scharfe Abgrenzung besteht.

Für die wichtige Diskussion der langzeitigen Hormonsubstitution nach der Menopause sind nicht nur die potentielle Osteoporoseprävention, sondern auch der protektive Effekt gegen kardiovaskuläre Erkrankungen und mögliche Effekte auf das Karzinomrisiko von Interesse.

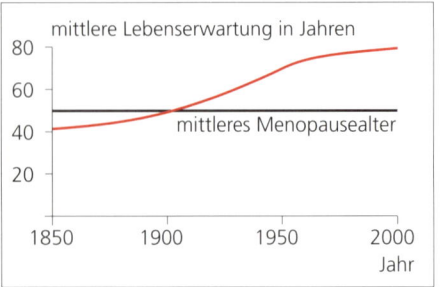

Abb. **38** Anstieg der mittleren Lebenserwartung für Frauen von 1850 bis zum Jahre 2000 in Deutschland. Das mittlere Menopausealter ändert sich nicht signifikant.

Tab. **27** Mittlere jährliche Todesraten in den USA von durch Hormonsubstitution beeinflußbaren Krankheiten.

Postmenopausale Frauen in den USA:	*32 Mio.*	
davon Todesfälle pro Jahr infolge von:		
– Endometriumkarzinom	3 000	37 000
– Mammakarzinom	34 000	
– Oberschenkelhalsfraktur		30 000
– zerebrovaskuläre Erkrankungen	105 000	388 000
– kardiovaskuläre Erkrankungen	283 000	

Tab. **27** zeigt für die USA die mittleren Todesraten pro Jahr an den durch
Hormonsubstitutionen beeinflußbaren Erkrankungen. Die Zahlen belegen sehr eindrucksvoll, daß positive Effekte auf das Atheroskleroserisiko
sich statistisch und volkswirtschaftlich 10mal stärker auswirken dürften
als die Effekte auf Karzinomrisiko und Knochen. Diese Relationen sind
für die Kosten-Nutzen-Analyse der langzeitigen Hormonbehandlung
von großer Bedeutung.

Pathomechanismen

Genetische Ausgangslage und multiple positive und negative Einwirkungen im Verlauf von Kindheit, Jugend und Erwachsenenalter auf das Skelett („Risikofaktoren", vgl. Tab. **5**) hinterlassen ihre Spuren an der Knochensubstanz. Insofern sind vorhandene Knochenmasse bzw. Frakturrisiko in einem bestimmten Lebensalter stets auch ein Abbild der Biographie des Individuums. D. h. die Kurve des Knochenmineralgehaltes in Abhängigkeit vom Lebensalter kann individuell erheblich von der im Mittel zu erwartenden Kurve der Abb. **39** abweichen.

Das Vorkommen prämenopausaler Osteoporose bei Frauen mit primärer oder sekundärer Amenorrhö und damit längerwährendem endogenem Hormonmangel belegt die große Bedeutung der weiblichen Hormone für Aufbau und Erhalt des Skeletts. Die postmenopausale Osteoporose kann jedoch pathophysiologisch nicht allein auf den Hormonmangel bezogen werden. Die postmenopausale Osteoporose etabliert sich mit sehr unterschiedlicher Latenzzeit nach der Menopause. Etwa 70 % der Frauen erkranken nicht daran, d. h. Genetik und andere Risikofaktoren müssen im Einzelfall unterschiedlich stark beteiligt sein. Der beschleunigte peri- und postmenopausale Verlust, der den obligatorischen Verlust nach Erreichen der Peak Bone Mass überlagert (vgl. Pfeil 3, Abb. **39**), kann offenbar auch unterschiedlich stark ausgeprägt sein. Wie im Kapitel „Allgemeine Diagnoseprinzipien" dargelegt, kann durch Osteodensitometrie, biochemische Marker oder Knochenhistologie mit unterschiedlicher Sicherheit zwischen rapid loser und slow loser unterschieden werden.

Kalzium- und Knochenstoffwechsel in der Postmenopause

Die ovarielle Funktion läßt bereits einige Jahre vor dem definitiven Ausbleiben der Regel, d. h. der Menopause, allmählich nach. Kalzium- und Phosphatspiegel i. S. steigen innerhalb des Normbereichs leicht an, und die renale Exkretion beider Substanzen nimmt ebenfalls leicht zu. Diese Veränderungen sind deutlicher nach Ovarektomie, da der Östrogenabfall abrupt auftritt. Parallel steigen auch die alkalische Serumphosphatase und die Hydroxyprolinausscheidung im Urin. D. h. laborchemisch ist ein erhöhter Knochenumbau mit Überwiegen des Knochenabbaus erkennbar (Abb. **40**). Es besteht ein Ungleichgewicht in der zuvor noch weitgehend ausgeglichenen Knochengewebsremodellierung.

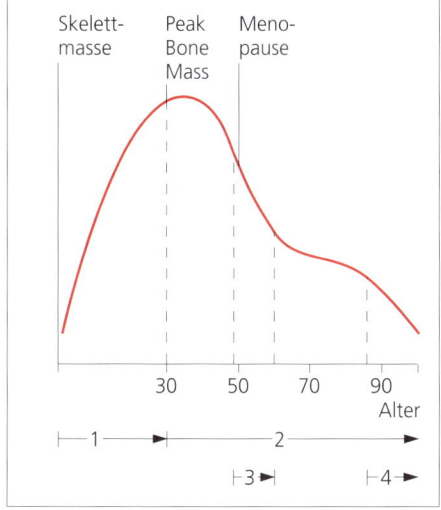

Abb. **39** Altersabhängige Änderung der Skelettmasse und besondere Einflüsse in bestimmten Lebensphasen.
Pfeile 1–4:
1 = Aufbauphase bis zum Erreichen der Peak Bone Mass,
2 = obligater Knochenverlust nach der Peak Bone Mass,
3 = beschleunigter Abbau peri- und postmenopausal,
4 = beschleunigter Verlust im Senium.

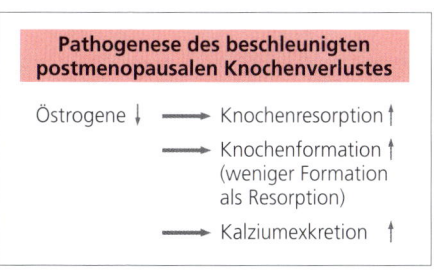

Abb. **40** Sexualhormonmangel bei der Frau führt zu einer Dysbalance beim Bone Remodeling mit Überwiegen der Resorption.

Die dabei auftretenden Änderungen im Zusammenspiel der calcitropen Hormone wird in Abb. **41** veranschaulicht. Die erste Konsequenz nach Abfall der Östrogenspiegel, die erhöhte Empfindlichkeit gegenüber Parathormon, ist nicht völlig geklärt. Nach verschiedenen Untersuchungen sind u. a. ein mit dem Östrogenentzug parallel auftretender Abfall der endogenen Calcitoninsekretion und ein Anstieg von Interleukin 1 beteiligt. Letzteres ist ein sehr potenter Osteoklastenstimulator. Der sich anschließende, bereits erwähnte leichte Anstieg des Serumkalziumspiegels drosselt die Parathormonsekretion mit der Konsequenz einer reduzierten Hydroxylierung von 25-Hydroxycholecalciferol in den Nieren zum aktiven 1,25-Dihydroxycholecalciferol. Die Folge ist eine verminderte enterale Kalziumresorption und ein relativer Abfall des Serumkalziumspiegels, so daß ein Circulus vitiosus in Gang gesetzt wird.

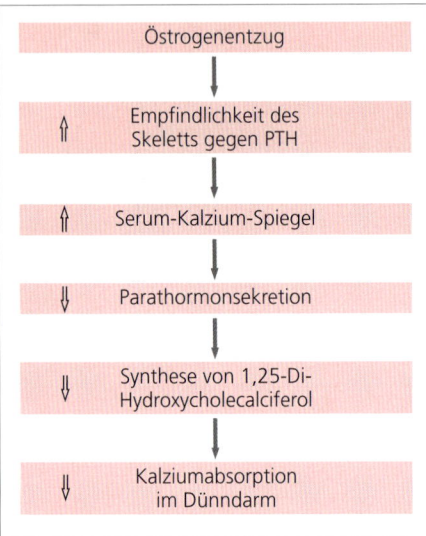

Abb. **41** Änderung von Kalziumstoffwechsel und calcitropen Hormonen infolge des peri- und postmenopausalen Östrogenabfalls.

Tab. **28** Gleichstark reduzierter Mineralgehalt bei jüngeren ovarektomierten und älteren postmenopausalen Frauen im Vergleich zu normal eingestuften perimenopausalen Frauen an 4 Meßorten.

n	Perimenopausal 14	Ovarektomie 14	Postmenopausal 14
Mittl. Alter (J)	52	54	73
Mittl. Menopausedauer (J)	0,3	22	22
Mineralgehalt (%)			
Mittlerer Radius	100	85	82
Oberschenkelhals	100	75	72
OS intertrochantär	100	84	74
Lenden-WS	100	77	77

Die große Bedeutung der Östrogene für den Knochenstoffwechsel wird durch die Ergebnisse einer Studie mit Vergleich von je 14 perimenopausalen, ovarektomierten und postmenopausalen Frauen eindrucksvoll unterstrichen (Tab. 28). Es wird klar demonstriert, daß der Knochenmineralgehalt mehr von der Menopausedauer als vom Lebensalter abhängt. Die ovarektomierten und postmenopausalen Frauen haben praktisch gleiche Knochendichtewerte nach je 22 Jahren Hormondefizit, obwohl erstere im Mittel 20 Jahre jünger sind.

Spezielle Diagnostik

Die dargestellten „Allgemeinen Diagnoseprinzipien" sind insgesamt bei der Diagnostik und Differentialdiagnose postmenopausaler Osteoporosen anzuwenden. Speziell interessiert jedoch bei dieser Osteoporoseform die Früherkennung von Risikofällen. 2 Fragen sind dabei vor allem zu diskutieren:

1. Wie können Frauen mit erhöhtem Risiko späterer Frakturen identifiziert werden?
2. Ist ein generelles Screening mit einem diagnostischen Verfahren sinnvoll, um alle Risikopatientinnen zu erfassen?

Messung der Sexualhormone

Hormonanalysen von Östradiol, FSH und LH sind generell nicht als Suchmethode geeignet. In keiner Studie konnte gezeigt werden, daß bei noch menstruierenden Frauen solche mit relativ niedrigen Östradiolspiegeln später eher eine Osteoporose bekommen. Die periphere Konzentration von Östradiol beträgt während der Geschlechtsreife 70 bis 900 pmol/l in der Follikelphase und mehr als 440 pmol/l in der Lutealphase. Sicherster Indikator für ein Nachlassen der Ovarialfunktion sind die unregelmäßig werdende Periode, anovulatorische Zyklen und schließlich das komplette Sistieren von Monatsblutungen.

Die Östradiolspiegel liegen dann stets unter 70 pmol/l, LH und FSH-Werte sind erhöht. Die postmenopausalen Östradiolwerte stammen nur zu einem geringen Anteil aus dem Ovar, der Hauptanteil entsteht bei der peripheren Konversion aus Östron und dieses überwiegend aus adrenalen Androgenen. Bei der Mehrzahl der Frauen liegen die Werte unter 40 pmol/l, bei adipösen Frauen etwas höher. Dies ist bekannt, muß nicht durch eine Messung bestätigt werden und hat vor allem keine direkte prognostische Bedeutung. Daß Adipositas bezüglich Osteoporose ein protektiver Faktor ist, ist ebenfalls gut dokumentiert. Die Konversion von androgenen Steroiden zu Östron geschieht durch Aromatasen vorwiegend in den Stromazellen des Fettgewebes, daneben auch in der Muskulatur, in Leber und Nieren.

Eine weitere Bestätigung der postmenopausalen Situation sind die klimakterischen Beschwerden, die anamnestisch genau erfaßt werden sollten (Tab. 29). Daraus folgt, daß lediglich bei der hysterektomierten Frau im perimenopausalen Alter (ca. 45.–55. Lebensjahr) mit fehlenden klimakterischen Beschwerden die genannten Hormonanalysen eine diagnostisch relevante Maßnahme zur Verifikation der Menopause mit ent-

Tab. **29** Früh- und Spätsymptome des klimakterischen Syndroms.

Vegetative und zentralnervöse Symptome	*Urogenitale Symptome*
– Hitzewallungen, Schweißausbrüche	– Trockenheit der Schleimhäute
– Schlafstörungen, Müdigkeit	– Atrophische Prozesse
– Antriebsarmut, Vergeßlichkeit	– Pruritus, Kolpitis
– Reizbarkeit, Nervosität	– Dispareunie, Introitusstenose
– Dysphorie, Depression	– Störungen des Sexuallebens
– Kopfschmerzen, Schwindel	– Pollakisurie, Urethritis atrophicans
Bewegungsapparat	– Dysurie, Drang- und Streß-inkontinenz
– Muskel- und Gelenkschmerzen	
– Parästhesien, Dysästhesien	
– Osteoporose, Frakturen	

sprechenden Konsequenzen darstellt. Als Entscheidungs- und Motivationshilfe für eine langzeitige Hormonsubstitution sind die klimakterischen Beschwerden viel wichtiger, von denen einige den Frauen erst durch die Befragung bewußt werden.

Lipidstoffwechsel

Mit Nachlassen der Östrogenproduktion steigen bei Frauen die Serum-Konzentrationen von Gesamtcholesterin, LDL-Cholesterin und Triglyceriden, während das gefäßprotektive HDL abfällt. Die Messung dieser Lipidwerte kann somit durchaus sinnvoll sein, da das Ergebnis die Entscheidung zur Hormonsubstitution beeinflussen kann. Interessant ist in diesem Zusammenhang auch das Lipoprotein a (Lpa). Es gilt als unabhängiger kardiovaskulärer Risikofaktor und ist medikamentös, abgesehen von Östrogenen, nicht zu beeinflussen.

Biochemische Marker

Parameter des Knochenanbaus wie knochenspezifische alkalische Phosphatase und Osteocalcin und des Knochenabbaus wie Hydroxyprolin und Desoxypyridinolin sind grundsätzlich in der Lage, einen hohen Knochenumsatz zu diagnostizieren. Obwohl dies eine Momentaufnahme darstellt, kann daraus auf ein erhöhtes Osteoporoserisiko geschlossen werden.

Von einer breiten praktischen Anwendung wird jedoch wegen der relativen Unspezifität abgeraten. Vor allem durch die Arbeitsgruppe von

Christiansen in Dänemark wird aufgrund langjähriger Studien zur Prädiktion des Osteoporoserisikos eine Kombination verschiedener Marker inkl. Körpergröße und Gewicht propagiert. Die Wertigkeit dieses Vorgehens wurde von anderen Autoren angezweifelt, so daß weitere Forschungsergebnisse abgewartet werden sollten. Ohne Zweifel hat jedoch eine 50jährige Frau mit altersentsprechend relativ niedriger Knochenmasse und gleichzeitig erhöhten biochemischen Markern des Knochenumsatzes ein signifikant erhöhtes Osteoporoserisiko.

Screening mittels Osteodensitometrie?

Ein niedrig normaler oder erniedrigter Knochendichtewert an Lendenwirbelsäule, Femur oder Radius bei einer perimenopausalen Frau ist signifikant mit einem erhöhten Risiko einer Osteoporosemanifestation im weiteren Lebensverlauf assoziiert. Ein eindeutiger weiterer Verlust von 3–5%, der mit den meisten Geräten frühestens nach einem Jahr verifiziert werden kann, belegt einen schnellen Abbau (rapid loser). Diese z.Zt. eindeutige prognostische Überlegenheit der Osteodensitometrie ist aufgrund der internationalen Datenlage allgemein anerkannt.

Immer noch nicht beantwortet dagegen ist die Frage, ob ein generelles Screening mittels Densitometrie bei allen frühpostmenopausalen Frauen durchgeführt werden sollte.

Aufgrund der zu erwartenden Rate positiver Befunde, d.h. Patientinnen mit Interventionsbedarf, wäre ein Screening grundsätzlich zu bejahen. Es dürfte vermutlich ergiebiger als viele andere akzeptierte Gesundheitsvorsorgeprogramme sein. Es handelt sich hier jedoch um eine gesundheitspolitische Frage, die aufgrund der Kosten und noch vieler offener Fragen (u.a. langzeitige Kosten-Nutzen-Analyse) kontrovers diskutiert wird.

Prävention und Frühtherapie

Entsprechend der multifaktoriellen Genese der Osteoporose sind die Ansatzpunkte für die Osteoporoseprävention in erster Linie die Risikofaktoren (vgl. Tab. **4** u. **5**).

Vermeiden von Risikofaktoren oder, soweit möglich, gezieltes Entgegenwirken, gilt selbstverständlich nicht nur für die Osteoporoseprophylaxe bei noch Gesunden, sondern auch bei der Frühtherapie von Patienten mit bereits signifikant reduzierter Knochenmasse und schließlich bei der manifesten Osteoporose, um den Krankheitsprozeß zu verzögern. Dargestellt am altersabhängigen Verlauf der Knochenmasse zeigt Abb. **42** 3 Phasen der Osteoporoseprävention:

1. Erreichen einer optimalen Peak Bone Mass (juvenile Prävention),
2. Erhalt der Peak Bone Mass (prämenopausale Prävention),
3. Vermeiden des beschleunigten Knochenabbaus (postmenopausale Prävention).

Der schraffierte Pfeil charakterisiert dagegen die Therapie bei einer Knochenmasse unterhalb der Frakturrisikoschwelle. Therapieziel muß hier ein Anheben der Knochenmasse sein.

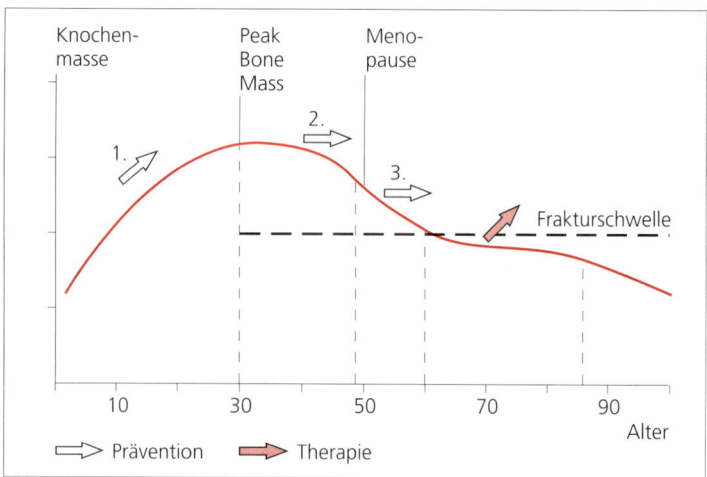

Abb. **42** Die unterschiedlichen Phasen der Osteoporoseprävention und die Osteoporosetherapie in Abhängig- keit von Lebensalter und Knochendichtebefund.

Allgemeine Prävention

Die in Abb. **42** dargestellten 3 Phasen der Osteoprävention können unterschiedlichen Präventionsmöglichkeiten zugeordnet werden. In Tab. **30** wird eine Gesamtübersicht über die Vorbeugemöglichkeiten der postmenopausalen Osteoporose gegeben. Die Einteilung erfolgte hier unter 3 Gesichtspunkten:

I. Primärprävention in der Bevölkerung, z. B. durch Aufklärung und allgemeine gesundheitspolitische Maßnahmen.

II. Individualprävention nach persönlicher Risikofaktorenermittlung durch Änderung von Ernährung und Lebensstil.

III. Gezielte ärztliche Intervention nach Diagnose von Risikopatienten.

Der Bekanntheitsgrad der Osteoporose hat in den letzten Jahren in der Bevölkerung und bei Gesundheitspolitikern erheblich zugenommen, das Wissen um die Osteoporose bei den Ärzten nimmt stetig zu, so daß eine Primärprävention in gewissem Grade bereits betrieben wird. Hier muß sicher unter dem Eindruck der epidemiologischen Daten und der Schwere des drohenden Krankheitsbildes in der Zukunft noch viel mehr ge-

---

Tab. **30** Möglichkeiten zu Prävention der postmenopausalen Osteoporose.

Osteoporoseprophylaxe

I. *Breitenansatz* (ungezielte Primärprävention)
 – Beginn in der Jugend, Aufklärung über Risikofaktoren und deren Vermeidung
 – lebenslanges optimales Kalziumangebot
 – regelmäßige körperliche Aktivität
 – generelle Empfehlung zur postmenopausalen Hormonsubstitution
 – Trinkwasserfluoridierung?, Vitamin-D-Zusatz zur Milch?

II. *Individualansatz* (eigenverantwortlich bei Risikofaktoren)
 – kalziumreiche Ernährung, evtl. Kombination mit Kalzium-Supplementen und Vitamin D
 – Diätanpassung zum Vermeiden erhöhter intestinaler oder renaler Kalziumverluste
 – regelmäßige Gymnastik, Sport etc.
 – Reduktion von Alkohol- und Nikotinkonsum

III. *Ärztlich-medikamentös* (gezielt bei Risikopatienten)
 – orale Kalzium-(Vitamin-D-)Supplemente
 – langzeitige Östrogen/Gestagen-Substitution, Tibolon,
 – Alternativen: Calcitonin-Nasalspray, Antiöstrogene, Low-dose-Fluorid, Bisphosphonate, Alfacalcidol

schen. Durch die Aufklärung der potentiell Betroffenen und die Aktivitäten der zahlreich gegründeten Selbsthilfegruppen erleben wir, daß bei Beratungsgesprächen die Patienten besser informiert sind und oft Aspekte wie kalziumreiche Ernährung (Verzehr von Milchprodukten) und körperliche Aktivität bereits in ihrem Lebensstil geändert haben. Schwerer ist es oft mit Nikotin und Alkohol. Der negative Effekt auf Kalzium- und Knochenstoffwechsel wird oft unterschätzt oder verdrängt.

Bei Frauen ist die Motivation zur individuellen eigenverantwortlichen Osteoporoseprävention besonders groß, wenn in der eigenen Familie Fälle von Osteoporosekrankheit vor Augen sind.

Ernährung

Bezüglich der komplexen Einflüsse der Ernährung auf Kalzium- und Knochenstoffwechsel sei auf das Kapitel Ernährung und Skelett verwiesen und speziell auf Tab. **7** (S. 23).

Bei einer ausgeglichenen, gemischten, abwechslungsreichen, nicht einseitigen Diät müssen Aspekte wie Phosphat, Protein, Ballaststoffe, Natrium-Chlorid usw. im Prinzip nicht beachtet werden. Diese sogenannten „Kalziumräuber" können durch einen optimalen Kalziumgehalt der Nahrung leicht überspielt werden. Bei reinen Vegetariern kann der Überschuß an Fasern, Phytat und Oxalat durchaus zu Kalziummangelerscheinungen führen. Bereits bei der lacto-ovo-vegetabilen Diät ist dies jedoch meist kein Problem mehr.

Die mittleren Empfehlungen zur täglichen Zufuhr von Kalzium, zusammengefaßt aus verschiedenen Expertenberichten und Konsensuskonferenzen, sind in Tab. **31** aufgelistet. Für die Praxis wichtig ist die Frage, wie diese Mengen erreicht werden. Dafür muß einerseits der Kalziumgehalt wichtiger Nahrungsmittel in etwa bekannt sein, und es muß der bisherige oder aktuelle Verzehr an Kalzium bei einem zu beratenden Patienten abgeschätzt werden. Tab. **32** gibt den mittleren Kalziumgehalt in mg/100 g für eine Auswahl von Milchprodukten und Gemüsesorten wieder. Da viele Patienten bei ihrer Diätgestaltung Rücksicht auf Gewicht und Blutfettwerte nehmen müssen, sind außerdem der Kaloriengehalt und Kalzium/Energiequotient angegeben. Mit einem Sternchen sind die Lebensmittel markiert, bei denen bei geringer Kalorie- und Fettzufuhr möglichst viel Kalzium inkorporiert werden kann. Bei sehr genauer und fachmännischer Diätanamnese (am besten an 3 aufeinanderfolgenden Tagen) kann selbstverständlich durch eine Diätassistentin eine recht exakte Berechnung der mittleren Kalziumzufuhr erfolgen. Für die Praxis oder die selbst vom Patienten vorzunehmende orientierende Abschätzung kann kaum das Abwiegen der Nahrungsmittel verlangt werden.

Tab. **31** Empfehlungen für eine optimale orale Kalziumzufuhr in unterschiedlichen Lebensphasen.

	mg Kalzium pro Tag
Säuglinge	350 – 550
Kinder 1 – 10 Jahre	800
Jugendliche 11 – 18 Jahre	1 200
Erwachsene (Frauen und Männer)	800
Schwangere/Stillende	1 200 – 1 600
postmenopausale Frauen	1 500
Männer nach dem 60. Lebensjahr	1 000

Tab. **32** Mittlerer Kalzium- und Kaloriengehalt ausgewählter Milchprodukte und Gemüsearten, bezogen jeweils auf 100 g Nahrungsmittel.

Nahrungsmittel	Kalzium mg/100 g	Energie kcal/100 g	Kalzium/ Energie
Vollmilch	120	64	1,9
Magermilch	118	43	2,7*
Buttermilch	110	35	3,1*
Magermilch-Joghurt	143	38	3,8*
Quark (Magerstufe)	71	77	0,9
Doppelrahmkäse (60 %)	34	341	0,1
Camembert (45 %)	382	288	1,3
Emmentaler (45 %)	1 180	398	3,0
Brunnenkresse (roh)	180	21	8,6*
Grünkohl (roh)	230	57	4,0*
Brokkoli (roh)	113	33	3,4*
Porree-Knolle (roh)	60	36	1,7
Knollensellerie (roh)	55	40	1,4
Bohnen, weiß	105	326	0,3
Haferflocken	65	365	0,2
Basilikum	2 070	–	–

* günstiger Kalzium-Energie-Quotient

Da Milchprodukte aufgrund ihrer Kalziumquantitäten und der Bioverfügbarkeit des Kalziums bei uns für die Kalziumzufuhr eine mit Abstand dominierende Rolle spielen, sollten unter Auslassung anderer Kalziumquellen übliche Nahrungsquantitäten an Milchprodukten entsprechend dem Tagesverlauf abgefragt werden (Tab. **33**). Auf der Basis einer exakten Erhebung oder eines Schätzwertes kann dann die Patientenberatung erfolgen. Wenn aufgrund von Gewicht und Hyperlipidämie eine weitere Steigerung des Verzehrs von Milchprodukten nicht opportun erscheint, sollte durch eine Kombination von Ernährung und Kalziumsupplementen die optimale Kalziumzufuhr (Tab. **31**) eingestellt werden.

Ein Vitamin-D-Mangel tritt bei der genannten abwechslungsreichen Ernährung und regelmäßiger, aber nicht übermäßiger Sonnenexposition bei uns praktisch nicht auf. Der Vitamin-D-Mangel wird meistens erst im höheren Lebensalter zu einem zusätzlichen Problem. Von seiten der Ernährung kann die Vitamin-D-Versorgung durch regelmäßigen Genuß von Fischprodukten gezielt verbessert werden.

Tab. **33** Kalziumgehalt üblicher Verzehrsportionen von Milchprodukten zur Abschätzung der mittleren Kalziumzufuhr.

Milch/Milchprodukt	Menge (ca.)	Kalziumgehalt (mg)
1 Tasse/Becher Milch (Vollmilch, fettarme Milch, Buttermilch)	150 ml	180
1 Portion Milch zum Müsli	100 ml	120
Milchzusatz zu 3 Tassen Kaffee/Tag (nicht Sahne)	60 ml	70
1 Portion Quark (z. B. auf eine Scheibe Brot oder ein Brötchen)	35 g	30
1 Portion Quarkspeise oder Milchpudding (Dessert)	150 g	130
1 Becher Joghurt	150 g	220
1 Portion Käse für 1 Scheibe Brot oder 1 Brötchen (z. B. Emmentaler 45 % Fett i. Tr.)	40 g	400

Bewegung

Immobilisation führt sehr schnell zu einer lokalisierten oder generalisierten Inaktivitätsosteoporose. (Die Aufenthaltsdauer der Astronauten im All wird durch die Osteoporoseentwicklung bei fehlender Schwerkraft limitiert.)

Bewegung, d. h. Zug und Druck am Knochen, ist essentiell für Aufbau und Erhalt des Skeletts. Durch die Möglichkeiten der quantitativen Messung des Knochenmineralgehaltes konnten in zahlreichen Studien die negativen Effekte der Inaktivität und die positiven Wirkungen der Aktivität belegt werden. Regelmäßige körperliche Aktivität ist somit eine wichtige Säule bei jeder Osteoroseprophylaxe.

Im Prinzip hat jegliche Art von Bewegung oder auch nur Muskelzug an den Knochen bei isometrischen Übungen (d. h. ohne Bewegungen) anabole Effekte auf den Knochenstoffwechsel. Die hierzu vorliegenden wissenschaftlichen Studien reichen bislang nicht aus, um bestimmte Übungsprogramme als besonders günstig bei der Osteoporoseprävention herauszustellen.

- Zu empfehlen ist jedoch nach heutigem Stand ein gezieltes Training der Bauch- und Rückenmuskulatur, da die Wirbelsäule die Hauptrisikoregion der Osteoporose darstellt. Weiterhin gilt Bewegung gegen die Schwerkraft als effektiver im Vergleich zu den Bewegungen unter Auftriebsbedingungen im Wasser.
- Als weiterer Anreiz für z. B. regelmäßige selbständige Gymnastik von z. B. 2 × 20 min/Tag neben den sonstigen Bewegungen in Beruf und Freizeit sei erwähnt, daß die Lebenserwartung eindeutig mit dem Ausmaß eines *nichtexzessiven Trainings* korreliert.
- Gut dokumentiert ist die Tatsache, daß exzessiver Hochleistungssport bei jungen Frauen über eine zentrale Fehlsteuerung der Ovarien mit sekundärer Amenorrhö zu Knochenmassenverlusten führt. D. h. der negative Effekt des Östrogenmangels überwiegt die positiven Einflüsse der Bewegung auf die Knochen.

Kalziumsupplementation

Häufig reichen peri- und postmenopausal die über die Ernährung zugeführten Kalziummengen nicht aus, so daß langzeitig regelmäßig mit Kalziumsalzen oral supplementiert werden muß. Zwischen den verfügbaren Präparaten (Schluck- oder Kautabletten, Brausetabletten, Trinkampullen) sind bezüglich der Bioverfügbarkeit keine großen Unterschiede. Die mittlere Resorptionsrate liegt bei ca. 30 % und wird je nach verwandten Salzen, Galenik und Zusatzstoffen um einige Prozent nach oben oder unten verändert. Wichtig ist es, sich über den Milligrammgehalt an Kalziumionen klar zu werden. Oft beziehen sich die Angaben der Hersteller auf die Milligramm der enthaltenen Kalziumsalze.

▬ Einige Autoren plädieren dafür, die Kalziumzufuhr über den Tag zu strecken, d. h. z. B. Kalzium-Brause „schlückchenweise" zu trinken. Eine etwas bessere Resorption ist möglich, aber nicht wissenschaftlich bewiesen. Da nachts über mehrere Stunden kaum Kalzium aus dem Darm nachgeliefert werden kann und die Kalziumhomöostase auf Kosten des Knochen aufrechterhalten wird, empfehlen wir in Übereinstimmung mit Nordin, einen Kalziumtrunk vor dem Schlafen zu nehmen. Dieses scheint besonders dann sinnvoll, wenn tagsüber zu den Mahlzeiten bereits die gute Hälfte des Kalziumbedarfs sichergestellt ist.

Orale Kalziumsupplemente bis zu 1000 mg zusätzlich zur Nahrungsaufnahme sind nach verschiedenen Studien nicht in der Lage, den beschleunigten Skelettabbau bei frisch postmenopausalen Frauen aufzuhalten. Kalzium hat jedoch in dieser Phase einen eindeutig additiven Effekt auf die Sexualhormonsubstitution. Eine alleinige Kalziumprävention in Kombination mit Gymnastik erscheint bei wenig osteoporosegefährdeten Frauen mit Ablehnung einer Hormonbehandlung zunächst vertretbar. Die Indikation zur Östrogen-Gestagen-Substitution kann in Abhängigkeit von 1–2jährigen Kontrollen mit Osteodensitometrie regelmäßig erneut überprüft werden. Bei postmenopausalen Frauen ab dem 56. bis 58. Lebensjahr mit vermutlich geringen mittleren Knochenverlustraten kann die alleinige Kalziumsupplementation mit 1000 mg/Tag die Knochenmasse langzeitig auf dem Ausgangsniveau halten.

Hormonsubstitution

Östrogene wirken als Osteoklastenhemmer, d. h. antikatabol. Der senkende Effekt einer Östrogensubstitution auf die biochemischen Marker des Knochenumbaus und die Ergebnisse zahlreicher Studien mit leichtem Anstieg der Knochendichte an unterschiedlichen Meßorten belegen eindrucksvoll die osteoprotektive Wirkung der Östrogene. Vorwiegend in retrospektiven Studien wurde daneben ein fraktursenkender Effekt auf Wirbel- und Oberschenkelhalsfrakturen belegt. Obwohl die meisten Daten für die alleinige Östrogengabe gelten, wird kaum angezweifelt, daß sie auf die heute allgemein empfohlene sequentielle oder auch kontinuierliche Östrogen-Gestagen-Substitution übertragbar sind. Eine alleinige Östrogensubstitution wird heute nur bei hysterektomierten Frauen empfohlen, anderenfalls gilt sie als Kunstfehler, da ohne Gestagenzusatz eine unkontrollierte Hyperplasie des Endometriums mit erhöhtem Gebärmutterkrebsrisiko resultiert.

Eine langzeitige Substitution mit Östrogen-Gestagen sollte nicht ohne gynäkologische Kontrollen zu Beginn und im Verlauf unternommen werden. Bezüglich der speziellen gynäkologischen Aspekte sei daher auf entsprechende Literatur und Bücher verwiesen.

Für alle Ärzte, die sich mit Osteoporoseprävention befassen, ist aber eine Reihe von Gesichtspunkten von großer praktischer Bedeutung:

▬▬ Als minimal wirksame Dosen sind bei den konjugierten equinen Östrogenen 0,6 mg, beim Östradiol 2 mg und bei Östrogenpflaster 50 μg/Tag anzuwenden.

▬▬ Die Östrogenprophylaxe sollte möglichst früh begonnen werden. Ein Start kurz vor oder z. Zt. der natürlichen Menopause hat den Vorteil der optimalen Knochenprotektion, aber auch den der besten Compliance, da die Monatsblutungen gar nicht erst langzeitig sistiert haben.

▬▬ Ein späterer Beginn (55.–70. Lebensjahr) ist durchaus noch am Knochen effektiv. Wenn Regelblutungen nicht akzeptiert werden, kann ein Präparat mit kontinuierlicher Gestagenzugabe gewählt werden, wodurch Blutungen vermieden werden.

Es ist bekannt und zu berücksichtigen, daß gegen die langzeitige Hormonsubstitution erhebliche Vorurteile und Aversionen bestehen. Bei der Beratung der Frauen ist sehr viel Zeit mit sorgfältiger Aufklärung über alle Aspekte nötig. Daher müssen auch die positiven Effekte auf klimakterische Beschwerden, kardiovaskuläres Risiko und Endometriumkarzinom diskutiert werden. Die Akzeptanz und langzeitige Compliance für diese insgesamt sehr empfehlenswerte Substitution von fehlenden Hormonen ist trotz aller Bemühungen immer noch sehr gering. Eine generelle ungezielte Substitution aller Frauen ist umstritten. Menopausegesellschaften empfehlen heute, zumindestens jede Frau über die Vorteile dieser Behandlung aufzuklären.

Klimakterische Beschwerden, Osteoporoserisikofaktoren oder niedrige Knochendichtewerte erleichtern bei der Überzeugungsarbeit, eine Hormonsubstitution zu beginnen. Tab. **34** gibt eine Übersicht über Indikationen und Kontraindikationen für diese wichtigste Präventionsmöglichkeit der Osteoporose. Zu bemerken ist, daß die meisten der auf Beipackzetteln notierten Kontraindikationen nicht zutreffen, wie z. B. Hypertonus, Varikosis oder andere nicht östrogenabhängige genitale Tumoren.

Indikationen

- primäre Amenorrhö
- persistierende sekundäre Amenorrhö
- Ovarektomie vor dem 48. Lebensjahr
- frühe Menopause
- niedrige Knochendichte z. Zt. der Menopause
- multiple Risikofaktoren für eine Osteoporose

Kontraindikationen

- Mammakarzinom in den letzten 5 Jahren
- Endometriumkarzinom
- kurz zurückliegende Thrombose oder Lungenembolie

Tab. **34** Indikationen und Kontraindikationen für eine langzeitige Sexualhormonsubstitution.

Alternativen zu den Sexualhormonen

In Anbetracht der zwar wenigen, aber doch vorhandenen Kontraindikationen und der immer noch relativ schlechten Akzeptanz der Osteoporoseprävention mit Östrogen-Gestagen müssen alternative Behandlungsstrategien erprobt werden.

Neben der bereits erwähnten Kalziumsupplementation sind Kombinationen mit geringen Vitamin-D-Dosen im Bereich von 500–1000 I.E. erprobenswert. Weitere Alternativen wurden in Tab. **30** aufgeführt. Der präventive Effekt einer regelmäßigen Calcitoninzufuhr in Form von Nasalspray wurde in mehreren Studien gezeigt. Die empfohlenen Dosen schwanken zwischen 50–200 E/Tag. Der positive Effekt wurde bis zu einer 5jährigen Anwendung dokumentiert.

Eine wichtige Alternative könnte das Tibolon werden, ein synthetisches Steroid mit östrogenen und gestagenen Eigenschaften, das bei positiven Effekten auf klimakterische Beschwerden und Knochenmasse nicht zu Abbruchblutungen führt.

Eine sehr interessante Substanzgruppe sind für diese Indikation auch die Bisphosphonate, die wie Östrogene und Calcitonin die Knochenresorption hemmen (vgl. Therapiekapitel, S. 111). Gleiches gilt auch für die 1-Alpha-hydroxylierten Vitamin-D-Metabolite, d. h. für Alfacalcidol und Calcitriol. Für das Alfacalcidol gibt es erste Studien, die bei täglicher Einnahme von 0,5–1,0 µg für gesunde postmenopausale Frauen ein Gleichbleiben der Knochensubstanz feststellen konnten bei deutlichem Abfall der unbehandelten Kontrollfälle.

Eine erste Studie aus Italien wandte Natriummonofluorphosphat zur Osteoporose-Prävention bei gesunden postmenopausalen Frauen mit dem Ergebnis eines signifikanten Anstiegs der Knochenmasse an der Lendenwirbelsäule an. Dieses Konzept ist sicher umstritten, da ge-

nerell bei frühpostmenopausaler Situation mit erhöhtem Knochenumsatz Osteoklastenhemmer als Therapie der ersten Wahl gesehen
werden. Bei signifikanter Knochendichteminderung ohne Frakturen
ist andererseits eine Frühtherapie der Osteoporose mit Fluorid zu
diskutieren, weil hier die Chance eines guten Therapieeffektes bei
noch weitgehend erhaltener Spongiosastruktur besteht. Wir haben
eine derartige Therapiestudie bei Männern mit idiopathischer präklinischer Osteoporose durchgeführt (s. Osteoporose bei Männern
S. 185).

Therapie der manifesten postmenopausalen Osteoporose

Es erscheint möglich, durch optimalen Einsatz aller verfügbaren Präventionsmöglichkeiten die Osteoporoseprävalenz in Zukunft zu verringern bzw. ihre Manifestation in ein noch höheres Lebensalter zu verschieben. Sicher werden aber auch weiterhin große Patientenzahlen mit Beschwerden und Frakturen im Sinne einer manifesten Osteoporose eine effektive Behandlung für sich verlangen.

Ziele der Osteoporosetherapie

Die Behandlung der manifesten Osteoporose hat 2 Hauptziele:
1. Verringerung oder Beseitigung der Schmerzen und Beschwerden.
2. Reduktion des Risikos weiterer Frakturen und damit einer progredienten Wirbelsäulenverkrümmung.

Das bedeutet, daß neben einer initialen Schmerztherapie parallel eine den Knochenumbau modifizierende Therapie starten muß, die langfristig zu einer Zunahme der Knochenmasse und damit der Bruchfestigkeit führt. Idealziel ist es, im Rahmen dieser Massenzunahme wieder eine völlig normale Knochenarchitektur zu erreichen. Ob dies möglich ist, hängt wahrscheinlich in erster Linie vom Ausmaß der bereits eingetretenen Schäden am Trabekelwerk ab und in zweiter Linie vom Therapeutikum und der Bewegungsaktivität während der Behandlung. Das bedeutet, daß eine frühe Diagnose und frühe Therapie bei der Osteoporose essentiell sind. Bei fortgeschrittenen Osteoporosen mit multiplen Frakturen und hochgradigem Schwund der intertrabekulären Vernetzung (vgl. Tab. 23) scheint eine Restitutio ad integrum nicht möglich.

Eine Verstärkung der verbliebenen, oft vertikal betonten Trabekel kann jedoch im Sinne einer Defektheilung die Kompressionsfestigkeit der Wirbelkörper erhöhen.

Messung des Therapieerfolgs

Die wichtigsten Endpunkte der Therapie manifester Osteoporosen sind die objektiv meßbaren Parameter Knochendichte und Wirbelfrakturinzidenz (Tab. 35). Die schwierig zu messenden Schmerzen und die mit unklarem traumatischem Anteil aufgetretenen extravertebralen Frakturen werden als Nebenkriterien angesehen.

Tab. **35** Haupt- und Nebenkriterien zur Messung des Therapieerfolges.

Hauptkriterien:

– Anstieg der Knochenmasse (LWS, proximaler Femur, Radius)
– Reduktion der Wirbelfrakturinzidenz
  (Frakturzahl, Wirbeldeformitätsscore)

Nebenkriterien:

– Reduktion des Knochenabbaus (biochemische Marker)
– Reduktion extravertebraler Frakturen
– Schmerzreduktion, Besserung der Beweglichkeit
– Verbesserung der Quality of Life
– fehlende Nebenwirkungen

Der Wert der Osteodensitometrie als Hauptkriterium wird immer wieder angezweifelt. Diese Skepsis beruht auf negativen Erfahrungen mit hochdosierter Fluoridtherapie. Bei zu raschem Anstieg der Knochendichte ging dieser Substanzgewinn nicht mit einem eindeutigen Abfall der Frakturen einher. In der Tat korreliert die Knochendichte mit dem Frakturrisiko nur bei weitgehend normaler Knochentextur und -mineralisation. Wegen dieser Problematik wird die Frakturinzidenz gern als der einzige und wichtigste Parameter in den Vordergrund gestellt.

Dies ist auf den ersten Blick plausibel. Es ist jedoch zu bedenken, daß das einzelne Frakturereignis keineswegs nur von der Wirbelfestigkeit abhängt. Mechanische Frakturen und die Krümmung der Wirbelsäule spielen eine wichtige Rolle. Die Zahl der schon vorhandenen Frakturen ist ein entscheidender Risikofaktor. In einer Metaanalyse zahlreicher Osteoporosetherapiestudien mit verschiedenen Medikamenten konnte Burckhardt (Lausanne) feststellen, daß die Frakturrate im Studienverlauf stärker mit der Frakturzahl zu Beginn als mit dem benutzten Therapeutikum korreliert. Die Skizze der Abb. **43** verdeutlicht, daß ein noch intakter Wirbelkörper zwischen mehreren bereits frakturierten Wirbeln stärkeren mechanischen Belastungen ausgesetzt ist als ein solcher mit nur einer angrenzenden Fraktur.

Es ist also in einer Therapiestudie keineswegs von einer einfachen Beziehung zwischen Festigkeit und Frakturen auszugehen. Die Patienten müssen möglichst gleiche Frakturraten zu Beginn haben. Große Patientenzahlen und lange Verlaufsbeobachtungen sind nötig.

Bei der Frühtherapie ist sicher die Osteodensitometrie der erste Endpunkt des Therapieerfolges. Die Frakturinzidenz ist meist zu gering, um als sicherer Parameter verwertbar zu sein. In einer Studie aus Hawaii wurden die Wechselbeziehungen zwischen Knochendichte und bereits bestehenden und künftigen Frakturen berechnet (Tab. **36**).

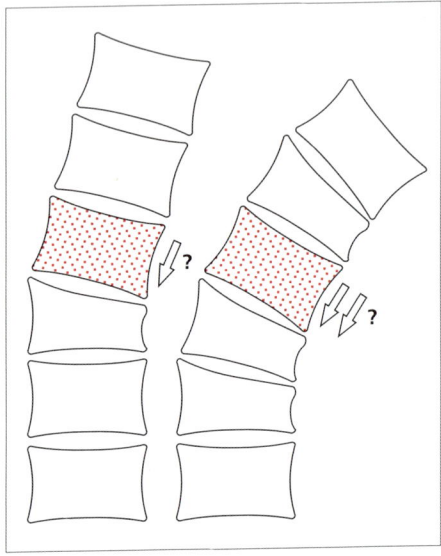

Abb. **43** Illustration des erhöhten Frakturrisikos bei bereits multiplen Wirbelkörperfrakturen im Vergleich zur Situation mit nur einem keilförmig frakturierten Wirbel.

Skelettbefund	Erhöhung des Risikos für neue Fx
– BMC < 2 SD	4–6×
– 1 Fx	5×
– 2 oder mehr Fx	12×
– BMC < 33. Perzentile + 2 oder mehr Fx	75×

Tab. **36** Wechselbeziehungen zwischen Knochendichte (BMC), vorbestehenden Frakturen (Fx) und künftigen Frakturen.

nach Ross et al. 1991

Behandlungsstrategie

Es gibt bislang kein allgemeingültiges, eindeutig überlegenes Therapiekonzept für die manifeste postmenopausale Osteoporose. Dieses muß stets individuell erstellt werden unter Berücksichtigung von Alter, Beschwerdebild, Stadium der Erkrankung und bisherigen Therapien sowie der eigenen Erfahrung. Tab. **37** zeigt die 4 Säulen der Behandlungsstrategie, aus der individuell angemessene Maßnahmen auszuwählen sind. Eine sorgfältige und adäquate Schmerztherapie ist extrem wichtig. Schmerzbedingte Immobilität begünstigt weiteren Knochenabbau. Vernachlässigt werden oft auch die allgemeinen Maßnahmen, wie Risikofak-

Schmerztherapie

– kurzzeitige Immobilisierung
– medikamentös-analgetisch
– physikalisch-analgetisch
– orthopädisch, Orthesen

Allgemeine Maßnahmen

– individueller Risikofaktorausgleich
– psychologische Patientenführung
– Mobilisierung, Krankengymnastik

Kalziumbilanz

– Steigerung der oralen Zufuhr
– Verbesserung der intestinalen Resorption
– Verminderung der renalen Elimination

Knochenumbau

– Osteoblastenstimulation
– Osteoklastenhemmung
– sonstige

Tab. **37** Die vier Säulen der Osteoporosetherapie zur Komposition eines individuell angepaßten Therapiekonzepts.

Kalziumbilanz

– Konsum kalziumreicher Nahrung, orale Kalziumsupplemente
– Vitamin D_3, D-Metabolite
– Thiaziddiuretika, Kaliumzitrat

Knochenumbau

– Monofluorphosphat, Natriumfluorid, Anabolika, Parathormon, HGH, lokale Wachstumsfaktoren (?)
– Östrogene, Calcitonine, Bisphosphonate, Alfacalcidol, Calcitriol
– Raloxifen, Ipriflavon, Strontium, Gestagene u. a.

Tab. **38** Übersicht über die therapeutischen Möglichkeiten zur positiven Beeinflussung von Kalziumbilanz und Knochenumbau.

torenausgleich, Patientenführung (Ermutigung, Abbau von Ängsten, Schaffung eines Vertrauensverhältnisses) und die sehr wichtige Krankengymnastik mit zunehmender Mobilisierung.

Die vielfältigen Möglichkeiten zur Positivierung der Kalziumbilanz und zur Modifizierung des Knochenumbaus sind analog zu Tab. 37 in Tab. 38 spezifiziert.

Schmerzbehandlung

Die bereits erwähnte Wichtigkeit einer großzügigen und nicht aus Angst vor Nebenwirkungen unterdosierten Schmerztherapie wird durch den Circulus vitiosus der Abb. **44** nochmals verdeutlicht.

Beim akuten Osteoporoseschmerz (s. S. 35), z. B. heftiger Rückenschmerz nach frischem Wirbelkörpereinbruch, ist oft eine kurzzeitige Immobilisierung mit Bettruhe unvermeidbar. Sofort sollte eine medikamentöse Schmerzbehandlung mit nichtsteroidalen Antirheumatika, Muskelrelaxanzien und evtl. zentral angreifenden Schmerzmitteln eingeleitet werden. Die Wahl der Substanzen hängt von der eigenen Erfahrung ab, die Dosierung muß individuell angepaßt werden. Eine begleitende Calcitonin-Therapie in Form von subkutanen Injektionen oder auch zu Beginn intravenösen Infusionen ist oft sehr wirksam. Parallel sollte außerdem eine zunächst passive und dann zunehmend aktivierende Krankengymnastik einsetzen. Der chronische Schmerz ist meist mit peripher angreifenden Analgetika, Muskelrelaxanzien oder Kombinationen von beiden zu beherrschen. Auch für diese Indikation gibt es gute Therapieergebnisse mit zeitlich begrenzter, subkutaner Calcitonin-Therapie (Wochen bis Monate) mit stufenweiser Dosisreduktion.

Bezüglich der vielfältigen Möglichkeiten der begleitenden physikalischen Therapie (Massagen, Elektrotherapie, balneologische Behandlung, Heliotherapie) sei auf entsprechende Fachbücher verwiesen.

Grundsätzlich ist, abgesehen von der akut schmerzhaften Anfangsphase der Osteoporose, langfristig die aktiv-selbständige tägliche Gymnastik wichtiger als passive Therapiemaßnahmen. Ziel muß es sein, ein eigenes „Muskelkorsett" für die Wirbelsäule aufzubauen.

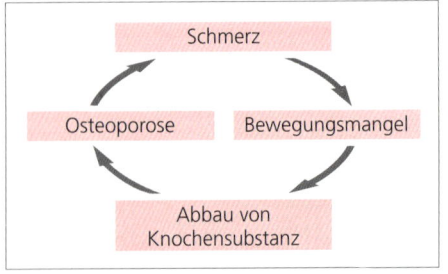

Abb. **44** Der Teufelskreis zwischen Schmerz und Osteoporose muß durch eine adäquate Schmerztherapie durchbrochen werden.

Positivierung der Kalziumbilanz

Die Notwendigkeit, durch Steigerung der Kalziumzufuhr mit der Ernährung oder durch orale Kalziumsupplemente für eine positive Kalziumbilanz zu sorgen, wurde bereits bei der Prävention dargestellt. Dies gilt selbstverständlich für jede Osteoporosetherapie in gleicher Weise. Bei praktisch allen großen Therapiestudien, die in den letzten 10 Jahren weltweit durchgeführt wurden, wurden daher 500–1000 mg Kalzium als eine Therapiekomponente verabfolgt. Viele Autoren empfehlen zusätzlich 500–1000 IE Vitamin D. Bei dieser relativ niedrigen Dosierung besteht kaum eine Gefahr von Hyperkalzämie und Hyperkalzurie.

Das Argument für dieses Vorgehen ist, daß in jedem Fall ein optimales Kalziumangebot für den neu zu bildenden Knochen sichergestellt werden soll. Besonders für die Fluoridtherapie ist dieses Vorgehen unerläßlich. Vitamin D scheint allerdings gegenüber Kalzium allein den Therapieeffekt einer Fluoridtherapie nicht eindeutig zu verbessern. Aus eigener Erfahrung sind Vitamin-D-Zusätze besonders im höheren Lebensalter indiziert.

Aktive Vitamin-D-Metaboliten sind zur Verbesserung der Kalziumbilanz nicht nötig, sondern eher als eigenes Therapieprinzip von Interesse (s. u.). In jedem Fall sollte vor einer Kalzium- und/oder Vitamin-D-Therapie die Kalziumausscheidung im Urin gemessen werden. Bei Nachweis einer vorbestehenden Hyperkalzurie kann diese durch tägliche Einnahme eines Thiaziddiuretikums (z. B. Hydrochlorothiazid 25–50 mg/die) vermindert und dadurch die Kalziumbilanz positiviert werden. Ein sehr interessanter und neuer Therapieansatz ist die Möglichkeit, renale Kalziumverluste durch eine Alkalisierung des Urins (z. B. mit Kaliumzitrat) zu reduzieren und darüber eine positive Kalziumbilanz zu erreichen.

Stimulation des Knochenanbaus

Menschliches Wachstumshormon (HGH) und Parathormon können direkt die Osteoblasten stimulieren. Während Studien mit ersterem bislang überwiegend enttäuschend waren, hat das Parathormon eine starke osteoanabole Potenz am spongiösen Knochen. Diese ist jedoch mit deutlichem Verlust von kortikalem Knochen gepaart. Beide Therapieansätze sind experimentell und noch nicht als praxisrelevant anzusehen, ebenso wie die möglicherweise in Zukunft sehr interessante Therapie mit lokalen Wachstumsfaktoren, in die jedoch noch sehr viel Forschung investiert werden muß.

Anabolika

Anabolika werden seit vielen Jahrzehnten empirisch bei Osteoporose mit Erfolg eingesetzt, wobei besonders positive Effekte auf die Beschwerden berichtet werden. Erst in neuerer Zeit wurden Studien durchgeführt, die einen signifikanten Anstieg der Knochendichtewerte objektivierten. Als Wirkmechanismus der Anabolika wird neben dem Effekt auf die Muskulatur und damit indirekten Effekten auf die Knochen auch eine direkte Wirkung auf die Osteoblasten über spezifische Rezeptoren beschrieben.

Als Nebenwirkung wurde aber bei langzeitiger Behandlung (z.B. in Form von 3wöchigen Injektionen mit Nandrolondecanoat) ein signifikanter Abfall von HDL-Cholesterin beobachtet. Wegen des damit verbundenen, potentiell erhöhten atherogenen Risikos kommen Anabolika unter Abwägung von Nutzen und Risiko für die Behandlung jüngerer Frauen mit postmenopausaler Osteoporose nicht als Medikament der 1. Wahl in Frage. Bei älteren Frauen oder Therapieresistenz gegen andere Substanzen könnte jedoch der mögliche Nutzen der Anabolika das Arteriosklerose-Risiko übertreffen.

Fluoride

Von allen bislang bekannten Osteoporosetherapeutika haben die Fluoride unangefochten die stärkste osteoanabole Potenz. Der osteoblastenstimulierende Effekt hält über Jahre an, es kommt nicht zu einer sekundären Resistenz bzw. einem Plateauphänomen im Anstieg der Knochendichte.

Andererseits gibt es primäre Non-Responder. Dies scheint jedoch in erster Linie ein Problem der individuellen Fluoridresorption zu sein. Die Dosierung ist daher gegebenenfalls individuell zu erhöhen, und die unterschiedliche Bioverfügbarkeit des für die Therapie relevanten Fluoridions aus verschiedenen Fluoridsalzen ist zu beachten.

Folgender Wirkmechanismus wird heute für die Fluoridionen angenommen (Abb. **45**). Osteoblasten werden von Wachstumsfaktoren über spezifische Zelloberflächenrezeptoren stimuliert. Biochemisch wird dabei ein tyrosinhaltiges Protein (Tyrosylkinase) durch Phosphatanbindung aktiviert, welches die Zellproliferation anregt. Die Inaktivierung dieses Phosphoproteins durch eine spezifische saure Phosphatase wird durch Fluorid gehemmt, so daß der proliferationsstimulierende Effekt länger anhält.

Der permanent osteoblastenstimulierende Effekt der Fluoride wird am besten durch die Fluorose dokumentiert. Vor der ersten Einführung der Fluoride in die Osteoporosetherapie im Jahre 1961 waren starke Verdichtungen der Skelettsubstanz als Folge langzeitig erhöhter Fluorid-

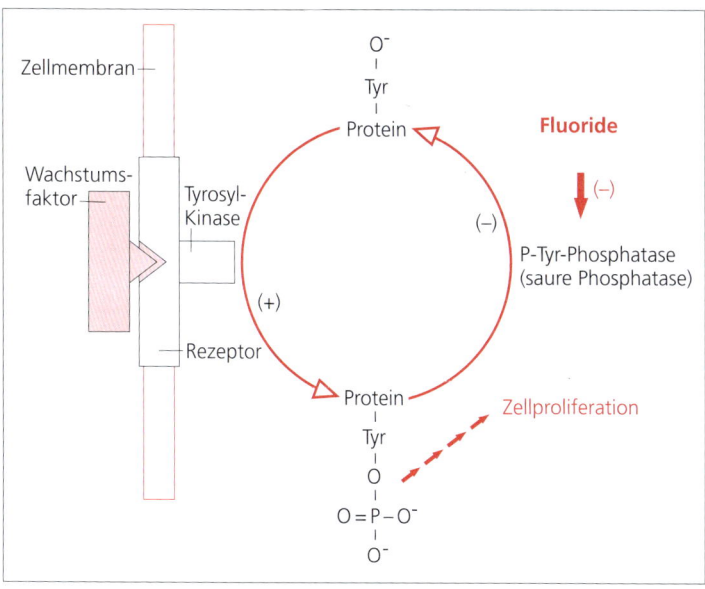

Abb. **45** Wirkmechanismus der indirekten Stimulation der Osteoblasten durch Fluorid (nach Baylink).

ingestion als endemische Fluorose und Industriefluorose beschrieben worden. Abb. **46** zeigt die seitliche Röntgenaufnahme der Lendenwirbelsäule einer 67jährigen Patientin mit postmenopausaler Osteoporose, die 6 Jahre lang mit Fluoriden therapiert wurde. Die alten Deckplatteneinbrüche bei Lendenwirbel 2 und 4 sind noch zu erkennen, ansonsten liegt aber eine massive Verdichtung und Sklerosierung der gesamten Knochensubstanz vor. Es handelt sich um eine iatrogene Fluorose bei zu langer Fluoridtherapie. Nach eigener Erfahrung mit mehreren Fällen bildet sich diese Sklerosierung im Laufe einiger Jahre zurück, ohne daß Probleme, Schmerzen oder Frakturen auftreten. Die iatrogene Fluorose ist keine Nebenwirkung der Fluoridtherapie, sondern stets Resultat einer falschen Therapie (zu hoch dosiert, zu lange therapiert oder falsche Diagnose).

Als eigentliche Nebenwirkungen sind epigastrische und osteoartikuläre Beschwerden zu nennen. Die ersteren treten selbstverständlich bei Verwendung von galenisch nicht aufbereitetem Natriumfluorid (NaF) gehäuft auf. Bei dünndarmlöslichen NaF-Dragees werden selten geringe epigastrische Beschwerden angegeben. Bei Verwendung von Dinatrium-

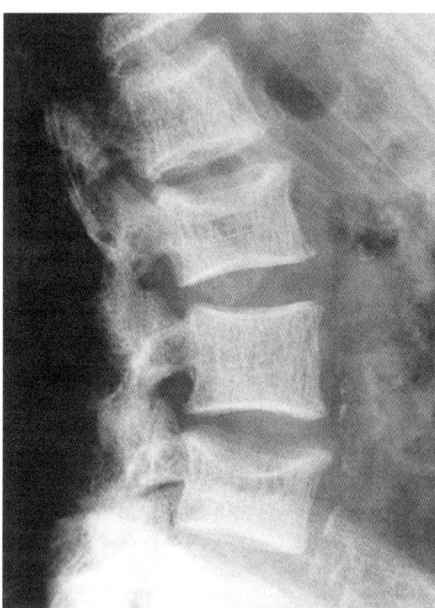

Abb. **46** Iatrogene Fluorose bei einer 67jährigen Patientin mit postmenopausaler Osteoporose nach 6 Jahren Fluoridtherapie.

Monofluorophosphat (MFP) treten praktisch keine gastralen Nebenwirkungen auf.

Die meist im Knöchelbereich oder Kalkaneus angegebenen osteoartikulären Beschwerden (selten auch Knie oder Hüfte) werden heute als „lower limb pain syndrome" bezeichnet. Ausgeprägte Fälle sind im Röntgenbild als flaue intraossäre Strukturverdichtungen zu erkennen und stellen sich szintigraphisch als „hot spots" dar. Es handelt sich um Mikrokallusformationen nach lokaler Akkumulation von Spongiosabälkchen-Mikrofrakturen. Abb. **47** zeigt eine entsprechende horizontal verlaufende Verdichtungsformation in der Spongiosa der distalen Tibiaepiphyse einer 75jährigen Frau nach mehrmonatiger MFP-Therapie. Szintigraphisch entsprach dem Röntgenbefund eine starke lokale Tracer-Anreicherung. Bei Therapiepause von 2 – 4 Wochen klingen die Beschwerden ab und die radiologischen Befunde bilden sich zurück. Komplette Frakturen treten nicht auf. Toxische oder teratogene Nebenwirkungen der Fluoridtherapie sind nicht bekannt.

Bezüglich der erwünschten Fluorideffekte, der Knochenmassezunahme und der Senkung der Frakturrate, besteht nach allen heute vorliegenden Daten ein relativ enges therapeutisches Fenster. Dabei muß die Bioverfügbarkeit des verwendeten Fluoridsalzes (NaF oder MFP) unbe-

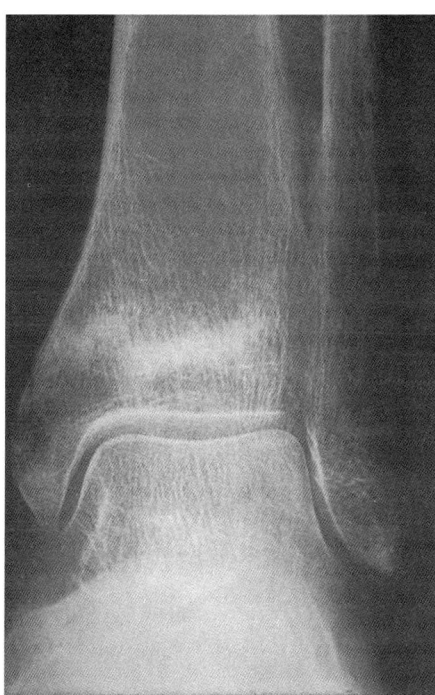

Abb. **47** Typischer Röntgenbefund der distalen Tibia bei „lower limb pain syndrome" unter Fluoridtherapie.

dingt beachtet werden. Die erreichten Plasmaspiegel können durch die jeweilige Galenik, orale Kalziumsupplemente und durch die Nierenfunktion beeinflußt werden. Der Grad der Resorptionsminderung von Fluorid aus NaF bei gleichzeitiger Kalziumgabe wird unterschiedlich beschrieben, die Resorption aus MFP wird nicht beeinflußt.

In verschiedenen europäischen Studien werden für NaF-Dosisempfehlungen zwischen 30–80 mg/Tag gegeben. Die bioverfügbare Dosis an Fluoridionen ist bei Unterschieden der Galenik zwischen 12–20 mg anzunehmen. In Deutschland verwendete dünndarmlösliche NaF-Dragees ergeben bei mittlerer Resorption von ca. 50% etwa 15 mg Fluoridionen/Tag. Bei Verwendung von MFP ist das Fluorid zu ca. 95% bioverfügbar, d. h. bei Applikation von 114–152 mg/Tag (= 3 bzw. 4 Tbl.) werden ca. 15–20 mg Fluorid zugeführt. Mit beiden Dosierungen in fixer Kombination mit Kalzium konnten signifikante Zunahmen der Knochendichte an der Wirbelsäule und am Radius gefunden werden, und in einer eigenen retrospektiven Analyse an 72 Patienten über 2–3 Jahre nahm die Häufigkeit vertebraler Frakturen signifikant ab.

Wir gehen davon aus, daß der effektive Therapiebereich zwischen 10–20 mg resorbierter Fluoridionen/Tag liegt. In dem genannten Dosisbereich werden mäßiggradige, nicht überschießende Zunahmen der Knochendichte an der Lendenwirbelsäule von ca. 3–6%/Jahr erreicht, ohne daß periphere Dichteverluste auftreten. Die Wirbelfrakturinzidenz nimmt im 2. und 3. Therapiejahr signifikant ab. Die geringe Rate extravertebraler Frakturen wird nicht eindeutig beeinflußt. Dieses Konzept wird durch viele Daten gestützt und hoffentlich durch Ergebnisse aktuell laufender Studien weiter abgesichert. Die wiederholt beschriebene Gefahr einer Zunahme von proximalen Femurfrakturen hat sich im genannten, relativ niedrigen Dosisbereich bei normaler Nierenfunktion nie gezeigt.

Insgesamt gesehen bleibt Fluorid eine unverzichtbare Option für die Osteoporosetherapie. Durch modifizierte Therapieschemata, Verbesserung der Therapieüberwachung und Kombinationen mit anderen Substanzen erscheinen weitere Verbesserungen der Behandlungsergebnisse zukünftig möglich.

Hemmung der Knochenresorption

Zu den sogenannten Antiresorptiva (engl. "antiresorber"), d. h. Substanzen, die direkt oder indirekt die Osteoklasten hemmen, gehören Kalzium, Östrogene, Calcitonine, Bisphosphonate und 1-Alpha-hydroxylierte Vitamin-D-Metaboliten. Hohe orale Kalziumgaben zwischen 1 bis 2 g/Tag führen zu einem leichten Anstieg des Serum-Kalzium-Spiegels und damit zur Hemmung der Parathormonsekretion und Knochenresorption. In vielen großen Therapiestudien, in denen Kalzium in der Kontrollgruppe verabfolgt wurde, zeigt sich dieser leichte antiresorptive Effekt. Der Wirkmechanismus der Östrogene wurde im Kapitel Prävention besprochen (s. S. 84).

Östrogene sind auch über die postmenopausalen Jahre hinaus hemmend auf einen gesteigerten Knochenumbau wirksam und wurden entsprechend auch bei manifesten Osteoporosen eingesetzt. In einer Untersuchung der Mayoklinik konnte bei einjähriger Anwendung eines Östrogenpflasters mit täglicher Abgabe von 100 µg Östradiol neben einem leichten Anstieg der Knochenmasse auch die Frakturrate gesenkt werden.

Selbstverständlich müssen auch bei manifester Osteoporose die Östrogene mit Gestagen kombiniert werden. Als Kombinationstherapie von antiresorptiven und osteoanabolen Substanzen liegen positive Befunde für ein Therapieschema mit Östrogen-Gestagen plus Fluorid-Kalzium vor.

Calcitonine

Alle bekannten Calcitonine sind Peptidhormone aus 32 Aminosäuren, die sich bei den unterschiedlichen Spezies in einigen Positionen der Aminosäuresequenz unterscheiden. Die Fischcalcitonine (z. B. Lachs, Aal) sind stärker antihyperkalzämisch wirksam als die Säugercalcitonine (z. B. Mensch, Schwein). Das Calcitonin wird beim Menschen von den C-Zellen der Schilddrüse produziert. Die physiologische Bedeutung ist wahrscheinlich relativ gering. Frauen haben niedrigere Calcitoninwerte als Männer und zeigen mit dem Klimakterium einen weiteren Abfall ihrer endogenen Calcitoninsekretion. Dies könnte eine gewisse pathogenetische Rolle bei der postmenopausalen Osteoporose spielen.

Wird Calcitonin in pharmakologischen Dosen per Injektion, Nasalspray oder Suppositorien zugeführt, hat es eine ganze Reihe von Effekten, die teilweise therapeutisch interessant sind, teilweise als Nebenwirkungen auftreten können (Tab. **39**). Wichtig für das Wirkprofil ist, daß die Calcitonine relativ rasch abgebaut werden und daß keinerlei toxische Effekte bekannt geworden sind. Die unerwünschten Effekte lassen sich durch Dosisreduktion, z. B. von 100 E auf 50 E bei der subkutanen Applikation, oder durch Anwendung des Nasalsprays minimieren. Beim Nasalspray wird meist mit einer Dosierung von 2×100 E behandelt, wobei praktisch keine lokalen oder systemischen Nebenwirkungen auftreten.

Die Calcitonintherapie kommt für die Prävention und Therapie der postmenopausalen Osteoporose in Frage. Verschiedene kontrollierte Studien an gesunden postmenopausalen Frauen belegen, daß Lachscalcitonin den beschleunigten Knochenverlust in der frühen Postmenopause vergleichbar einer Östrogenanwendung verhindert. Eine Präventionsstudie wurde auch mit Humancalcitonin durchgeführt. Calcitonin (in der Regel als Nasalspray) kann somit als Alternative

---

Therapeutisch interessante Effekte

– Hemmung der Osteoklasten über spezifische Oberflächenrezeptoren
– zentralnervöse und periphere analgetische Effekte
– leichte antihyperkalzämische Wirkung
– vasodilatatorische Effekte

Unerwünschte Effekte

– Vasodilatation mit Hitzegefühl und Flush
– gastrointestinale Effekte mit Nausea und/oder Vomitus
– keine toxischen Effekte

Tab. **39** Pharmakologische Effekte von Calcitonin.

bei Kontraindikationen gegen Östrogen bei ausgewählten Risikopatientinnen empfohlen werden.

Bei der manifesten Osteoporose wurde Calcitonin überwiegend an unselektionierten postmenopausalen Frauen mit Wirbelfrakturen oder auch gemischten Gruppen mit männlichen und weiblichen Fällen mit primärer Osteoporose angewendet. Bei meist 1jähriger Anwendung resultierte neben positiven Effekten auf den Schmerzverlauf ein Anstieg der Knochendichte um einige Prozentpunkte sowohl an peripheren als auch an axialen Skelettmeßorten.

Eine Analyse der Einzelfälle einer eigenen Therapiestudie an 60 Patienten zeigte, daß diesem mäßiggradigen mittleren Anstieg der Knochendichte ein breites Spektrum von geringem Verlust bis hin zu starkem Anstieg entspricht. Das unterschiedliche Ansprechen dürfte zumindest teilweise auf Unterschiede im Knochenumsatz bei Therapiebeginn zu beziehen sein. Bei differenzierter Therapie von Gruppen mit Low- oder High-turnover-Osteoporose bieten letztere erwartungsgemäß bessere Therapieresultate. Ob deshalb nur High-turnover-Fälle mit Calcitonin behandelt werden sollten, ist durchaus umstritten. Auf jeden Fall kann durch Messung verschiedener biochemischer Marker des Knochenumsatzes ein Therapieansprechen mit einiger Sicherheit vorhergesagt werden.

Während ein Anstieg der Knochenmasse mit verschiedenen Verfahren der Osteodensitometrie an unterschiedlichen Skelettregionen für die Calcitonintherapie hinreichend dokumentiert ist, ist die Datenlage bezüglich des Effektes auf die Frakturinzidenz spärlich. Obwohl die Korrelation zwischen Knochenmasse und Frakturen eindeutig ist, wird der Effekt eines Osteoporosetherapeutikums auf die Knochenmasse allein nicht akzeptiert und ein positiver Effekt auf Frakturzahl bzw. einen „spine deformity index" gefordert. In der genannten eigenen Studie an 60 Patienten war bezüglich der Frakturinzidenz ein positiver Trend für die beiden Calcitoningruppen im Vergleich zur Kalziumgruppe feststellbar. Erste signifikante Studienergebnisse kamen aus Spanien. Mit einem intermittierenden Therapieschema von jeweils 10 Tagen Calcitonin plus Kalziumtherapie pro Monat und 20 Tagen Pause über 24 Monate an 32 Patienten fand sich gegenüber einer Gruppe mit Kalzium-Monotherapie (n = 28) ein signifikanter Abfall der Frakturrate in der Calcitoningruppe und eine entsprechend signifikant geringere Verschlechterung des „spine deformity index". Eine Studie aus Dänemark mit Calcitonin-Nasalspray in verschiedenen Dosierungen bestätigt den positiven Effekt einer langzeitigen antiosteoklastischen Therapie mit Calcitonin auf den Frakturverlauf bei Osteoporose.

Der therapeutische Nutzen der Calcitonintherapie bei Osteoporose gilt im Prinzip als gesichert. In der Praxis ist die analgetische Potenz des Hormons ein wichtiger Gesichtspunkt. Als Hauptindikation hat sich

entsprechend der akute Osteoporoseschub mit frischen Wirbelkörperfrakturen und starken Schmerzen herauskristallisiert. Viele Fragen zur
Calcitonintherapie müssen durch weitere Studien geklärt werden:

- Mögliche Vor- oder Nachteile der einzelnen Calcitonine sind noch
  nicht eindeutig belegt. Die meisten Daten wurden mit Lachscalcitonin erhoben.
- Die niedrigste wirksame Dosis bei subkutaner oder nasaler Gabe ist
  weiter abzuklären.
- Die bei chronischer Applikation beobachtete Resistenz kann durch
  eine Intervalltherapie vermieden werden. Das optimale Intervallsche-
  ma muß durch weitere Studien herausgefunden werden. Z. Zt. werden Schemata mit 2 oder 3 Monaten Therapie und 2–3 Monaten
  Pause favorisiert.
- Eine Kombination mit Kalzium erscheint sinnvoll, Kombinationen
  mit anderen Osteoporose-Therapeutika auch mit zyklischer Anwendung werden erprobt.

Bisphosphonate

Bisphosphonate haben eine hohe Affinität zu Hydroxyapatitkristallen
und lagern sich bevorzugt an der mineralischen Knochensubstanz an.
Durch diese „Imprägnation" der mineralischen Oberflächen und durch
direkte Effekte auf die Osteoklasten kommt es zur Hemmung der Osteo-
lyse.

Die Substanzgruppe der Bisphosphonate zeigt chemisch eine Analo-
gie zu den Pyrophosphaten. Statt der P-O-P-Grundstruktur der Pyro-
phosphate liegt eine P-C-P-Struktur vor, die enzymatisch nicht gespal-
ten werden kann. An das zentrale C-Atom können unterschiedliche Sei-
tenketten angeführt werden. Eine große Zahl von Bisphosphonaten ist
dementsprechend bekannt, und sehr viele sind bereits im Tierversuch,
eine kleinere Zahl am Menschen als äußerst spezifische Osteoklastenhemmer bestätigt worden. Abb. **48** zeigt eine Auswahl von 4 Bisphosphonaten, die besonders umfangreich untersucht wurden. Die analoge
Grundstruktur wird deutlich. Von Etidronat über Clodronat, Pamidronat nach Alendronat nimmt die antiosteoklastische und antihyperkalzämische Potenz erheblich zu, so daß bei den Bisphosphonaten zunehmend kleinere Dosen benötigt werden. Allen Bisphosphonaten gemeinsam ist jedoch eine relativ schlechte enterale Resorption von < 3 %. Clodronat wird daher neben der oralen Applikation auch zur i. v. Injektion,
Pamidronat nur zur Injektion angeboten.

Grundsätzlich sind alle Substanzen interessant für die Therapie von
Skelettaffektionen mit erhöhtem Knochenumbau bzw. -abbau, wie z. B.
Morbus Paget, maligne Skelettdestruktionen mit und ohne Hyperkalz-
ämie und High-turnover-Osteoporose.

Das Etidronat oder auch EHDP, das Bisphosphonat der ersten Generation, wurde in zahlreichen Studien bei postmenopausaler Osteoporose eingesetzt, darunter auch in 2 großen plazebokontrollierten Studien. Es wird ein intermittierendes Dosierungsschema empfohlen mit jeweils täglicher Einnahme von 400 mg oral für 2 Wochen, gefolgt von 13 Wochen Pause. Dieser 15-Wochen-Zyklus wird regelmäßig wiederholt, wobei kontinuierlich als Basismedikation 500 mg Kalzium und 400 E Vitamin D_3 verabfolgt werden. Aufgrund der positiven Daten auf Knochenmineralgehalt und Frakturrate ist Etidronat in einigen Ländern der Europäischen Union bereits für die Osteoporosebehandlung zugelassen.

Clodronat und Pamidronat beanspruchen z. Zt. nicht die Osteoporose-Indikation, obwohl es auch für diese beiden Substanzen eine Reihe positiver Daten bei postmenopausaler bzw. Kortikoid-Osteoporose gibt.

Besonders umfangreiche und aufwendige Untersuchungen zur Toxikologie, Pharmakologie und klinischen Effektivität wurden in den letzten Jahren weltweit für Alendronat durchgeführt. Das Aminobisphosphonat hemmt nicht nur spezifisch den Knochenabbau, nach Ergebnissen an über 1800 postmenopausalen Frauen kommt es zur signifikanten Zunahme der Knochendichte an verschiedenen Meßstellen des Skeletts. Die mittlere jährliche Zunahmerate in mehreren großen Studien betrug für die Lendenwirbelsäule 7,7 %, Schenkelhals 4,3 % und Trochanter 6,4 %. Die mittlere Dichtezunahme bei Messung der Gesamtkörperknochendichte betrug 1,8 %. Knochenbiopsiebefunde vom Beckenkamm zeigten histomorphometrisch normale Struktureigenschaften der Spongiosa. In Tierversuchen ging mit dieser vermehrten Knochendichte eine erhöhte Bruchfestigkeit einher. Die Substanz erscheint für Prävention und Therapie der Osteoporose von Interesse. Weitere Bisphosphonate werden erprobt.

Aktive Vitamin-D-Metaboliten

Die von der Therapie der renalen Osteopathie erprobten 1-Alphahydroxylierten aktiven Vitamin-D-Metaboliten Calcitriol und Alfacalcidol haben sich in den letzten Jahren auch als interessante Osteoporosetherapeutika herausgestellt. In der therapeutischen Wirkung sind Alfacalcidol und Calcitriol im Prinzip identisch, aber es bestehen pharmakokinetische Unterschiede.

Das synthetisch hergestellte Alfacalcidol (Abb. **49**) mit der Summenformel $C_{27}H_{44}O_2$ und der relativen Molekülmasse 400,65 wird nach enteraler Resorption in der Leber an Position 25 hydroxyliert und damit zum aktiven Calcitriol (1,25-Dihydroxycholecalciferol). In diesem Sinne ist Alfacalcidol als typisches Prodrug anzusehen.

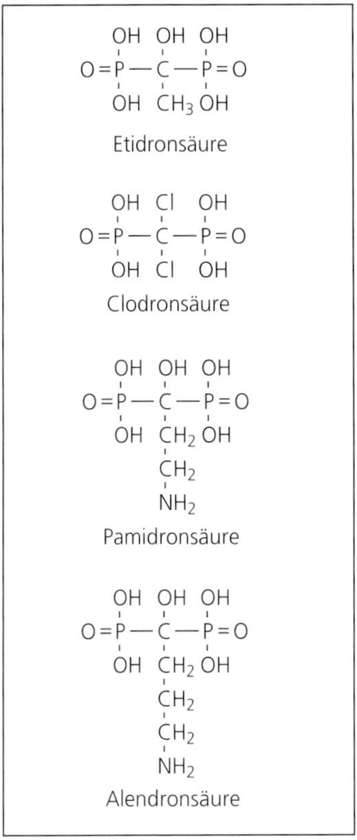

$$O=P-C-P=O$$

OH OH OH
OH CH₃ OH

Etidronsäure

$$O=P-C-P=O$$

OH Cl OH
OH Cl OH

Clodronsäure

$$O=P-C-P=O$$

OH OH OH
OH CH₂ OH
CH₂
NH₂

Pamidronsäure

$$O=P-C-P=O$$

OH OH OH
OH CH₂ OH
CH₂
CH₂
NH₂

Alendronsäure

Abb. **48** Strukturformeln verschiedener Bisphosphonate.

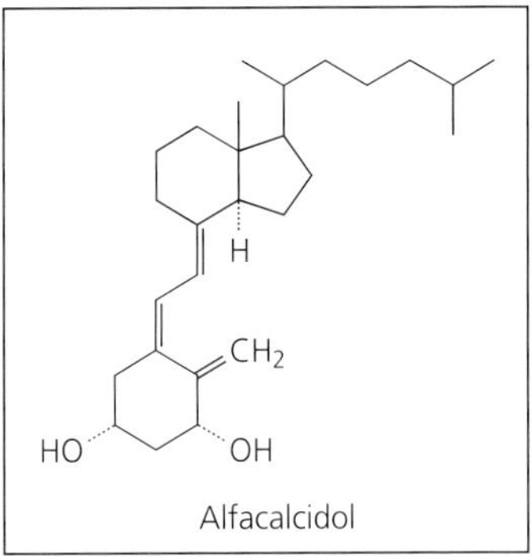

Alfacalcidol

Abb. **49** Strukturformeln von 1-Alpha-Hydroxycholecalciferol (Alfacalcidol).

Die komplette Umwandlung in Calcitriol macht eine gezielte, schnell steuerbare und damit sichere Therapie möglich. Die Substanz hat eine biologische Halbwertzeit von wenigen Tagen. Bei sich anbahnender Hyperkalzämie kann diese durch Dosisreduktion rasch vermieden werden. Bei Therapie mit äquivalenten hohen Dosen von nativem Cholecalciferol drohen anhaltende Hyperkalzämien, da Vitamin D_3 in Fett und Muskulatur gespeichert und verzögert freigesetzt wird.

Besonders japanische Autoren haben in den letzten Jahren das therapeutische Potential von Alfacalcidol bei postmenopausaler Osteoporose erforscht. In einer prospektiven, kontrollierten Studie an 49 Frauen mit Osteoporose erwies sich bei Messung der Knochendichte mit der quantitativen Computertomographie die Behandlung mit 1 µg Alfacalcidol plus 130 mg Kalzium täglich gegenüber einer Kalziummonotherapie als überlegen. In einer anderen Studie erhielten 29 Osteoporosepatientinnen (mittleres Alter 66 Jahre) 1 µg Alfacalcidol plus 2 g Kalziumlactat und 25 Kontrollfälle (mittleres Alter 68 Jahre) lediglich 250 mg Kalzium pro Tag. In Gruppe 1 fanden sich signifikante Zunahmen der Knochendichte von 3,5 % am distalen Radius und 4,0 % an der Lendenwirbelsäule. In Gruppe 2 waren dagegen an den beiden Meßorten nicht signifikante Änderungen von 2,0 und 0,6 % zu verzeichnen.

Unter den bislang vorgelegten Studien, die primär mit Calcitriol (1,25-Dihydroxycholecalciferol) durchgeführt wurden, hat eine prospektive kontrollierte Multicenteruntersuchung unter Praxisbedingungen aus Neuseeland besondere Beachtung gefunden. Die Studie umfaßte 622 Patientinnen mit manifester Osteoporose zwischen 50 und 79 Jahren. Knochendichtemessungen erfolgten nicht, Zielparameter war lediglich die Wirbelfrakturrate, erfaßt aus seitlichen Röntgenaufnahmen. Bei 3jähriger Anwendung von 0,5 µg Calcitriol im Vergleich zu 1 g Kalzium pro Tag sank die Wirbelfrakturrate ab dem 2. Therapiejahr um 69 %, in einer Subgruppe von Patientinnen mit Kalziummalabsorption sogar um 80 %. Daneben fand sich auch ein positiver Effekt auf die Rate peripherer Frakturen. Interessant ist, daß nur die Frauen über 65 Jahre von der Therapie profitierten.

Die Inzidenz von Nebenwirkungen war in beiden Gruppen gleich (8,5 und 6,1 %). Es wurden überwiegend gastrointestinale Beschwerden angegeben. Nur 2 Fälle von Hyperkalzämie wurden registriert ohne Änderungen der Kreatininclearance und ohne Nephrolithiasis oder Nephrokalzinose. Für beide aktiven Vitamin-D-Metaboliten gibt es in Europa und speziell in Deutschland noch relativ wenig eigenständige Therapieerfahrungen.

Es ist davon auszugehen, daß in den kommenden Jahren weitere synthetische Vitamin-D-Metaboliten mit spezifischen Eigenschaften in die Osteoporosetherapie, aber womöglich auch in die Onkologie Einzug halten werden. Der Metabolit 22-Oxacalcitriol supprimiert z. B. Krebswachstum und die Gentranskription von PTHrP (s. S. 50). Damit wäre die Substanz auch für die paraneoplastische Hyperkalzämie von Interesse. Als weitere potentielle Indikation wird die Psoriasis angesehen.

Substanzen in Erprobung

Neben den ausführlicher dargestellten Substanzen sind weitere weltweit für die Therapie der Osteoporose in Erprobung. Für die meisten ist eine eindeutige Zuordnung nicht möglich und das therapeutische Potential im Vergleich zu den etablierten Substanzen noch nicht sicher abzuschätzen.

- Das Flavonoid Ipriflavon hat offenbar eine osteoklastenhemmende Potenz ähnlich den Östrogenen. Es wird z. Zt. bevorzugt in Italien eingesetzt.
- In verschiedenen Studien wurde den Gestagenen ein additiver Effekt bei kombinierter Anwendung mit Östrogen bescheinigt. Weitere Untersuchungen mit Gestagen allein bleiben abzuwarten.
- Das Antiöstrogen Tamoxifen erwies sich in verschiedenen Studien am Knochen als leicht östrogen wirksam. D. h. praktisch, daß Frauen mit langzeitiger Tamoxifentherapie bei Brustkrebs kein erhöhtes Osteoporoserisiko haben. Ein anderes Antiöstrogen, das Raloxifen, wird z. Zt. systematisch auf seine therapeutische Potenz bei postmenopausaler Osteoporose untersucht.
- Erprobt werden weiterhin Strontiumsalze und Siliciumverbindungen auf ihre antiosteoporotische Wirksamkeit.

Senile Osteoporose

Die postmenopausale Osteoporose der Frau geht stufenlos in die senile Osteoporose über. Im angloamerikanischen Schrifttum werden oft die Begriffe Typ-I-Osteoporose (postmenopausal) und Typ-II-Osteoporose (senil) gebraucht. Trotz fehlender scharfer Grenzen sind in Tab. **40** unterschiedliche Charakteristika beider Typen gegenübergestellt. Willkürlich ist sicher die Altersgrenze mit 70 Jahren festgelegt. Vorteil dieser Nomenklatur ist jedoch, daß die Männer mit primären Osteoporosen je nach Alter zwanglos einbezogen werden können. Frauen und Männer mit sekundären Osteoporosen sind unabhängig vom Lebensalter separat zu betrachten (s. sekundäre Osteoporosen S. 149).

Epidemiologie der senilen Osteoporose

Zu unterscheiden ist zwischen der Gesamtprävalenz von Typ-II-Osteoporosen bzw. Osteoporosen im höheren Lebensalter in einer Population und dem sozioökonomisch wichtigen Teilaspekt der Inzidenz von proximalen Femurfrakturen (Tab. **40**).

Tab. **40** Unterscheidungskriterien für die Typ-I- und Typ-II-Osteoporose.

Parameter	Osteoporoseform	
	Typ I	Typ II
Alter	50–70	70–100
Geschlecht (w/m)	8/1	3/1
Art des Knochen-verlustes	trabekulär > kortikal	trabekulär = kortikal
Hauptfrakturtyp	Wirbelkörper, distaler Radius	Wirbelkörper, prox. Femur, Humerus u. a.
wichtige ätiologische Faktoren	Östrogenmangel (u. a. Risikofaktoren)	Altern (Involution, Immobilität, Ca-Vit.-D-Mangel)

Prävalenz seniler Osteoporosen

Über die Wirbelsäulen-Osteoporose im höheren Alter gibt es wenig exakte Zahlen. Etwa 25 % aller über 70jährigen Frauen und etwa 50 % der über 80jährigen weisen in Westeuropa Wirbelfrakturen auf. Abb. **50** zeigt den hochgradig gestauchten Rumpf einer 85jährigen Patientin mit typischem Rundrücken und queren Hautfaltenbildungen. Die Größenabnahme beträgt 20 cm bei einer ehemaligen Körpergröße von 155 cm. Die zugehörige Röntgen-Thoraxaufnahme (Abb. **51**) ist im Gegensatz zu üblichen Aufnahmen im Querformat wiedergegeben. In der Tat zeigt sich ein längerer horizontaler als vertikaler Durchmesser des Thorax infolge einer fast 90°-Abwinklung der Brustwirbelsäule. Im Scheitelpunkt der Kyphose sind 2 komplett kollabierte Keilwirbel zu erkennen. Weitere mittelgradige Keilwirbel verstärken die Kyphose. Eindrucksvoll ist auch die parallel zur Brustwirbelsäule verlaufende stark sklerosierte Aorta, die kalziumreicher als die Wirbelsäule imponiert.

Über die Häufigkeit von Wirbelkörperfrakturen älterer Männer gibt es kaum Informationen. Nach den wenigen vorliegenden röntgenologischen Erhebungen ist bei über 60jährigen Männern in 10–15 % mit

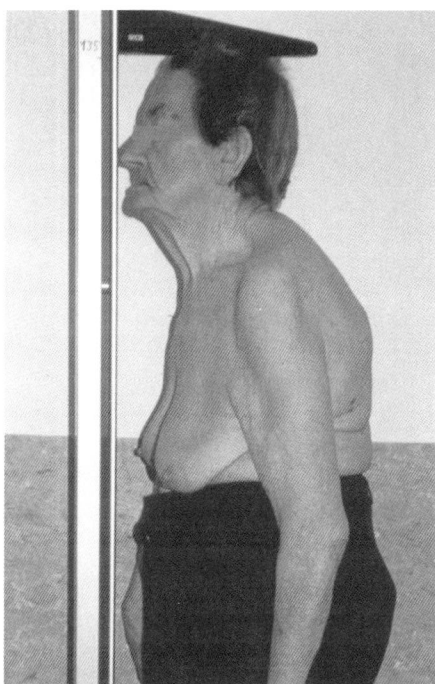

Abb. **50** Hochgradige Rumpfverkürzung und osteoporotischer Habitus bei einer 85jährigen Patientin.

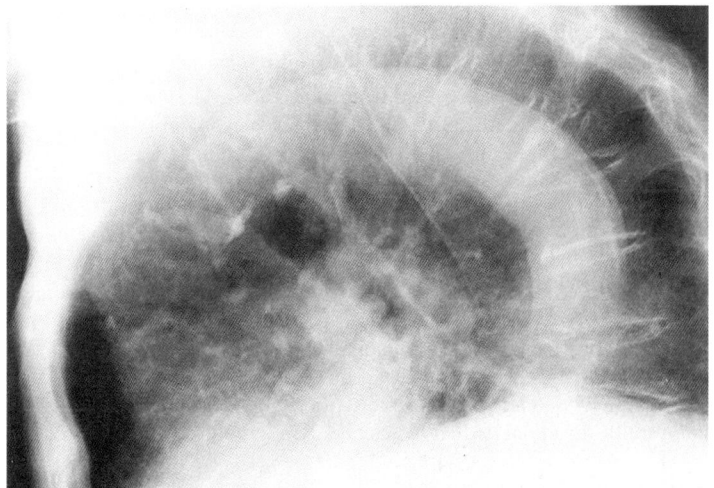

Abb. **51** Seitliche Thoraxaufnahme zu Abb. **50** mit Abknickung der BWS durch 2 Keil-Plattwirbel im Kyphosescheitel. Ausgeprägte Aortensklerose.

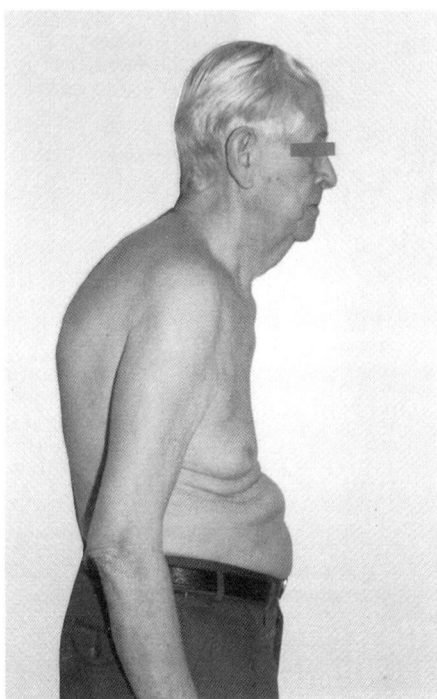

Abb. **52** Osteoporose-
habitus bei seniler männ-
licher Osteoporose
(82jähriger Mann).

Wirbelfrakturen zu rechnen, wobei unklar ist, wieviele davon klinisch in
Erscheinung treten. Abb. **52** zeigt den typischen Habitus einer senilen
Osteoporose beim Mann. Im vorliegenden Fall eines 82jährigen Mannes
bestanden ausgeprägte, therapiebedürftige Rückenschmerzen. Das zugehörige seitliche Röntgenbild zeigte eine hochgradige Kompressionsfraktur im mittleren Bereich der Brustwirbelsäule (Abb. **53**).

Hervorzuheben ist, daß derartige ausgeprägte Wirbelsäulen-Osteo-
porosen im höheren Lebensalter nicht immer symptomatisch sein müssen. Oft werden nur geringe Rückenschmerzen angegeben, frühere Phasen von heftigen Schmerzen (entsprechend der Manifestation der Frakturen) sind nicht erinnerlich. In Tab. **41** wird eine Hochrechnung über
die Prävalenz seniler Osteoporosen für Frauen und Männer getrennt
vorgestellt, die auf aktuellen deutschen demographischen Daten basiert.

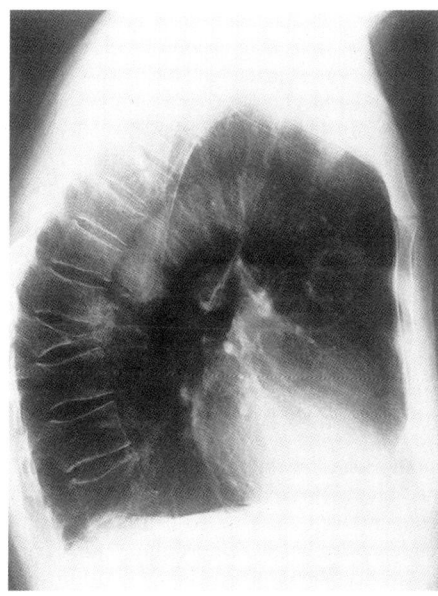

Abb. **53** Seitliche Thoraxaufnahme des Patienten
der Abb. **52**: hochgradige, diffuse Kalksalzminderung, mäßige Aorten-
sklerose, keilförmige
Kompressionsfraktur im
mittleren BWS-Bereich.

Tab. **41** Prävalenz der senilen Osteoporose bei Männern und Frauen
in Deutschland.

Deutsche Wohnbevölkerung	ca. 87,0 Mio.
davon 70 Jahre und älter	ca. 9,8 Mio.
Männer 70 Jahre und älter (33%)	3,3 Mio.
Frauen 70 Jahre und älter (67%)	6,5 Mio.
senile Osteoporosen bei ♂ (20%)	0,7 Mio.
senile Osteoporosen bei ♀ (60%)	3,9 Mio.

Inzidenz proximaler Femurfrakturen

Oberschenkelhalsbruch und pertrochantäre Femurfraktur sind cha-
rakteristische Frakturen des Seniums, die mit zunehmendem Alter exponentiell ansteigen. Nach verschiedenen Studien wird unter Berücksichtigung der aktuellen mittleren Lebenserwartung in westlichen Industrie-
ländern für eine 50jährige weiße Frau das Risiko, eine Oberschenkelhalsfraktur zu erleiden, mit 17%, für gleichaltrige Männer mit 6% angegeben.

Die kumulative Inzidenz bei über 90jährigen Frauen liegt bei 33 %, bei gleichaltrigen Männern bei 17 %. Tab. 42 gibt eine Hochrechnung der aktuellen und bis zum Jahr 2030 zu erwartenden jährlichen Fraktur- raten für Deutschland, für beide Geschlechter getrennt und insgesamt, wieder. In Ergänzung dazu zeigt Tab. 43 die daraus resultierenden Ko- sten und mittleren Belegungstage von Krankenhausbetten. Diese Daten verdeutlichen die Dringlichkeit der Osteoroseprävention allgemein und die der speziellen Prävention von proximalen Femurfrakturen im höheren Lebensalter.

Darüber hinaus gibt es aus England, Schweden und Belgien beunru- higende Daten, daß die Femurfrakturinzidenz stärker ansteigt, als durch die Änderung der Altersstruktur der jeweiligen Population zu erklären ist. Das bedeutet, daß möglicherweise das Risikofaktorenprofil sich in ungünstiger Weise ändert. Es folgert daraus weiter, daß obengenannte Hochrechnungen bis zum Jahr 2030 als eher vorsichtige Projektion an- zusehen sind.

Eine erste exakte epidemiologische Erhebung in Deutschland wurde kürzlich in der linksrheinischen Stadt Düren durchgeführt. Diese Klein- stadt ist von Großstädten genügend weit entfernt, so daß die medizini- sche Versorgung aller anfallenden proximalen Femurfrakturen in Kran- kenhäusern der Stadt erfolgt. Aus der Stichprobe dieser 84 000-Einwoh- ner-Stadt ergaben sich nach Hochrechnung auf die Gesamtbevölkerung der Bundesrepublik Deutschland die jährlichen Inzidenzraten für 100 000 Einwohner der Abb. 54. Insgesamt errechneten die Autoren eine aktuelle jährliche Inzidenz von 70 000 Oberschenkelhalsfrakturen (55 000 bei Frauen, 15 000 bei Männern) für die alten Bundesländer. Die Gesamtinzidenz für Schenkelhalsfrakturen in Deutschland, die sich aus dieser Studie ergibt, ist in Tab. 44 den Angaben anderer Länder gegen- übergestellt. Danach müßten die Zahlen der Tab. 42, die sich auf die gesamte deutsche Bevölkerung beziehen, noch deutlich höher veran- schlagt werden.

Jahr	Frauen	Männer	gesamt
1990	53 690	11 660	65 350
1995	55 016	13 216	68 233
2000	56 354	15 069	71 423
2005	61 426	18 109	79 536
2010	62 491	19 114	81 605
2015	62 722	19 438	82 159
2020	64 365	20 034	84 400
2025	67 188	21 187	88 375
2030	72 044	23 104	95 148

Tab. 42 Inzidenz proxi- maler Femurfrakturen im Jahr in Deutschland: aktueller Stand und Prognose bis 2030.

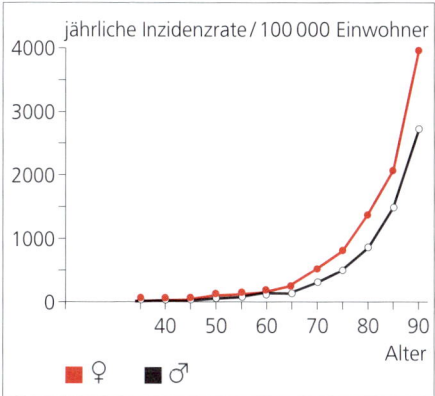

Abb. **54** Altersabhängiger Inzidenzverlauf von proximalen Femurfrakturen für Frauen und Männer in der Bundesrepublik Deutschland (nach Cöster et al., 1994).

Tab. **43** Durch prox. Femurfrakturen verursachte Aufenthaltstage und Kosten *(Altersgruppe 65 Jahre u. älter)*

Jahr	Proximale Femur-frakturen pro Jahr	Gesamtauf-enthaltsdauer (in Tagen)	Gesamtkosten (in Mio. DM)
1990	65 350	3 267 520	936
1995	68 233	3 411 627	977
2000	71 423	3 571 146	1 023
2005	79 536	3 976 789	1 139
2010	81 605	4 080 227	1 169
2015	82 159	4 107 969	1 177
2020	84 400	4 219 988	1 209
2025	88 375	4 418 760	1 266
2030	95 148	4 757 399	1 363

	Frauen	Männer
Norwegen	421,0	230,5
USA, Rochester	319,7	177,0
Bundesrepublik D.	235,5	135,9
Schweden	237,2	101,4
Holland	187,2	107,9
England	142,2	69,2

Tab. **44** Inzidenz von Schenkelhalsfrakturen pro 100 000 Einwohner pro Jahr in der Bundesrepublik Deutschland im internationalen Vergleich (nach Cöster et al., 1994).

Gebrechlichkeit, Pflegebedürftigkeit und Mortalität

Die physische und psychische Beeinträchtigung durch die Osteoporosekrankheit kann in allen Lebensphasen erheblich sein (vgl. „Leidensweg des Osteoporosekranken", S. 35), wird aber durch höheres Lebensalter erheblich verstärkt. Die Auflistung der möglichen Beeinträchtigungen im Alter (Tab. 45) bezieht sich auf die Typ-II-Osteoporose, aber auch auf andere Erkrankungen des Bewegungsapparates bei älteren Menschen. Bei der senilen Osteoporose können chronische Schmerzen, Wirbelsäulendeformität und Extremitätenfrakturen einzeln oder kombiniert unterschiedlich zur Hinfälligkeit und Abhängigkeit beitragen. Entsprechend dem bekannten geriatrischen Phänomen der Multimorbidität werden die osteoporosebedingten Beeinträchtigungen durch andere Krankheiten verstärkt und können nicht mehr kompensiert werden.

Besonders gravierend wirken sich hier wiederum die proximalen Femurfrakturen aus. Ältere Menschen, die oft mit zahlreichen Gesundheitsstörungen gerade noch ihr tägliches Leben in Unabhängigkeit meistern, werden durch das einschneidende Ereignis der Oberschenkelhalsfraktur definitiv aus der Bahn gerissen. Ein Teil erreicht nach Krankenhausentlassung bzw. Rehabilitationsversuchen nicht mehr das frühere

---

Physische Situation

– Hilfsbedürftigkeit beim Ankleiden
– Körperhygiene (Waschen, Frisieren)
– Häusliche Versorgung (Kochen, Reinigung der Wohnung, Kleidung)
– Hilfsbedürftigkeit bei Stuhlgang und Wasserlassen

Fortbewegung

– Gehen mit Hilfsmitteln
– Fortbewegung mit Rollstuhl
– Beschränkung auf Wohnung/Haus
– Beschränkung auf Sessel/Bett

Soziale Integration

– Einschränkung der Freizeitaktivitäten
– Verlust sozialer Kontakte
– Vereinsamung, Depression

Ökonomische Situation

– Erwerbsminderung
– Erhöhter finanzieller Aufwand für Pflege, Fortbewegung etc.

Tab. **45** Potentielle Beeinträchtigungen durch Erkrankungen des Bewegungsapparates im Alter.

Jahr	Anzahl Femurfrakturen	Anzahl Pflegefälle
1990	65 350	11 436
1995	68 233	11 941
2000	71 423	12 499
2005	79 536	13 919
2010	81 605	14 281
2015	82 159	14 378
2020	84 400	14 770
2025	88 375	15 466
2030	95 148	16 651

Tab. **46** Ständige Pflegebedürftigkeit nach Femurfraktur (Altersgruppe 65 Jahre u. m.).

Maß der Selbständigkeit und sozialen Integration. Nach den Hochrechnungen der Tab. **46** sind ca. 15–20 % nach Überleben einer Oberschenkelhalsfraktur Pflegefälle. Ein wichtiger prognostischer Index ist hierbei die Hirnleistung im Alter. Patienten mit vorbestehender Hirnleistungsminderung haben eine besonders schlechte diesbezügliche Prognose, während alte Menschen mit gut erhaltener zerebraler Funktion, einem lebenden Partner oder familiärer Integration eine relativ gute Rehabilitationschance haben.

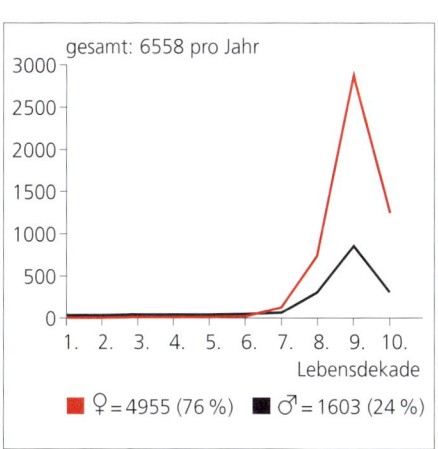

Abb. **55** Sterblichkeit für Frauen und Männer an proximalen Femurfrakturen im gesamten deutschen Bundesgebiet für 1992 (nach Stat. Jahrbuch, Wiesbaden 1994).

Erhöhte Sterblichkeit durch Osteoporose

Die Osteoporose ist, wie dargestellt, eine sehr schmerzhafte und potentiell invalidisierende, aber doch benigne Krankheit, die per se nicht zum Tode führt. Hochgradige Thoraxdeformität kann in seltenen Fällen mit erhöter Mortalität durch Begünstigung kardiorespiratorischer Erkrankungen (u. a. Cor pulmonale) einhergehen. Die Sterblichkeit unmittelbar nach Oberschenkelhalsbruch und bis zu einem halben Jahr danach schwankt international zwischen 3–30 %. Für die meisten westlichen Industrieländer liegen die Zahlen zwischen 10–20 %. Die Oberschenkelhalsfraktur ist selten der alleinige Faktor, meist aber begünstigen Bruch, Operation, Bettruhe und Krankenhausaufenthalt zum Tode führende Komplikationen. Dabei ist selbstverständlich auch wiederum sehr oft eine vorbestehende Multimorbidität beteiligt.

Die Häufigkeit von Todesfällen durch oder im Gefolge von Oberschenkelhalsbrüchen, in bezug zum Lebensalter für die Bundesrepublik Deutschland, zeigt getrennt für Frauen und Männer Abb. **55**. Die Daten beziehen sich auf das gesamte Bundesgebiet für das Jahr 1992 (Stat. Jahrbuch, Wiesbaden 1994). Das Verhältnis Männer zu Frauen ist 3 : 1. Bei Annahme von ca. 70 000 proximalen Femurfrakturen pro Jahr beträgt die Mortalität 9,4 %. Bei einer früheren eigenen Berechnung für die alte Bundesrepublik (1982) betrug sie noch 12 %.

Pathomechanismen des Knochenverlustes im Alter

Vor der Darstellung der speziellen pathogenetischen Faktoren im Alter sei nochmals daran erinnert, daß die Osteoporose oft das Endresultat eines lebenslangen Prozesses darstellt und die Manifestation der Osteoporose im Alter schon in Kindheit und Jugend determiniert wurde. Abb. **56** faßt die multiplen Risikofaktoren zusammen, die über die Beeinträchtigung von Peak Bone Mass und gesteigerte Verluste beim Bone Remodeling zum Knochensubstanzdefizit und schließlich zur Fraktur führen.

Interessant ist, daß das Lebensalter per se ein ganz entscheidender Osteoporoserisikofaktor ist. Durch den obligatorischen Knochenverlust nach Erreichen der Peak Bone Mass bedeutet fortgeschrittenes Alter zunehmendes Bruchrisiko. Bei Hochbetagten verwischen sich die Grenzen zwischen seniler Skelettinvolution und Osteoporose als Krankheitsbegriff. Der progrediente Knochenverlust erstreckt sich im Alter zunehmend auf den bis dahin nur wenig vom Abbau betroffenen kortikalen

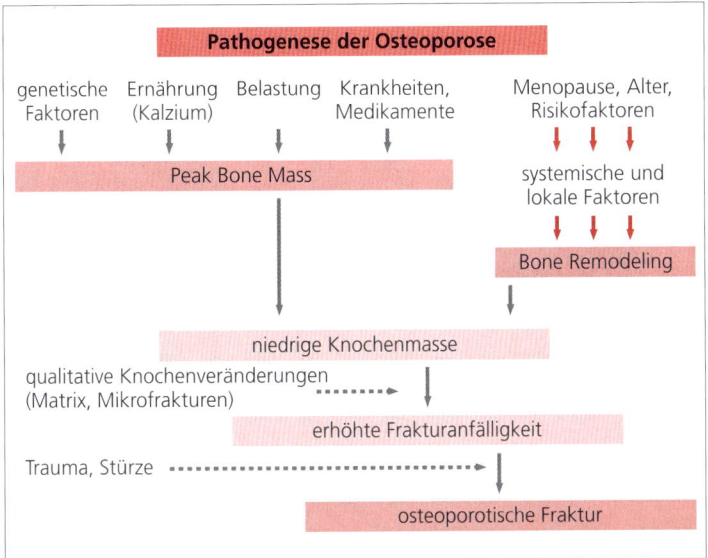

Abb. **56** Pathogeneseübersicht: vom Risikofaktor zum Knochenbruch.

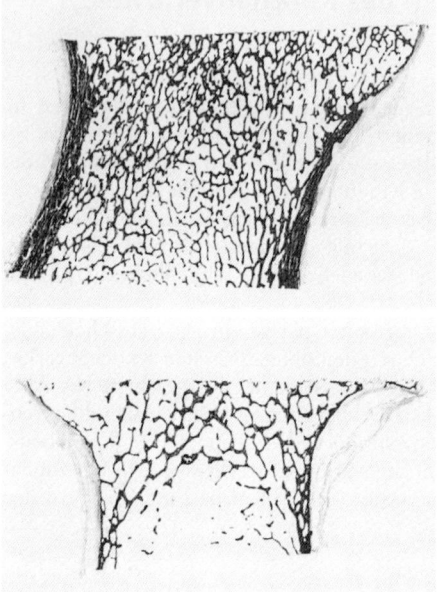

Abb. **57** Histologische Schnitte durch den Oberschenkelhals einer jungen (oben) und betagten Frau (unten): Spongiosa- plus Kompaktaverlust.

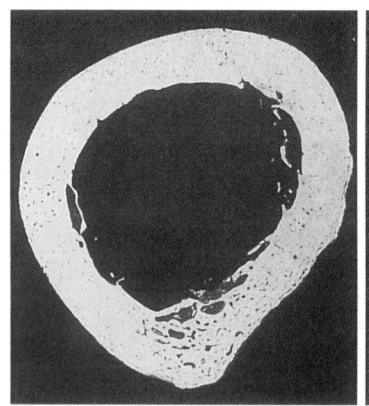 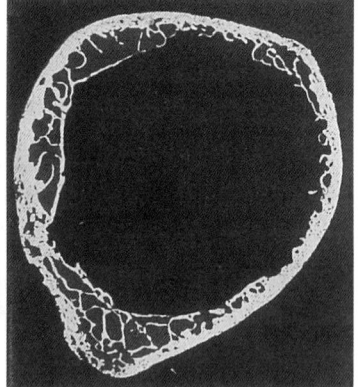

Abb. **58** Kortikaler Knochenverlust im Alter: Röntgenbilder von Humerusquerschnitten (links: 30jährige Frau, rechts: 78jährige Frau).

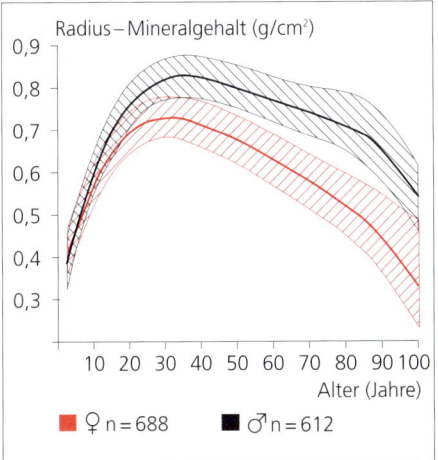

Abb. **59** Altersabhängiger Verlauf der Knochendichtewerte am Radiusschaft (Radius 1/3) bei 1300 weiblichen und männlichen Probanden mit anamnestischem Ausschluß von Skeletterkrankungen.

Knochen. In Abb. **57** können histologische Schnitte durch den Oberschenkelhals bei einer jungen (oben) und hochbetagten Frau (unten) verglichen werden. Neben dem hochgradigen Verlust an inneren Spongiosastrukturen imponiert der massive Verlust an Kortikalis als mindestens ebenso gravierend.

Der progrediente Verlust an kortikaler Knochensubstanz wird auch in Abb. **58** sehr eindrucksvoll demonstriert. Es handelt sich um Röntgenbilder von dünnen horizontalen Schnittpräparaten aus dem Humerus einer 30jährigen Frau (links) und einer 78jährigen Frau (rechts).

Eigene frühere Normalwerterhebungen am Radius mit der SPA-Methode bei 1300 männlichen und weiblichen Probanden, unter gezieltem Einschluß auch älterer Personen, zeigen die niedrigere Peak Bone Mass und den rascheren Verlust bei Frauen. Im höheren Alter beschleunigt sich jedoch auch der Verlust bei Männern (Abb. **59**).

Auf der Basis dieser Daten können mittlere Verlustraten pro Dekade berechnet werden. Die daraus sich ergebende Darstellung der Abb. **60** zeigt sehr eindrucksvoll, daß ab dem 5. Lebensjahrzehnt die mittleren Knochenabbauraten bei Frauen höher liegen als bei Männern und sich erst im Senium angleichen. Zwischen Peak Bone Mass mit 35 Jahren und Senium mit 85 Jahren verlieren Frauen 36,1 % und Männer 14,5 % ihrer kortikalen Knochenmasse (Tab. **47**).

Besonders wichtig für die weiteren Überlegungen zur Pathogenese der senilen Osteoporose ist der aus diesen densitometrischen Befunden am kortikalen Knochen eindeutig belegte beschleunigte Substanzverlust bei Frauen und Männern im Senium (Abb. **59**).

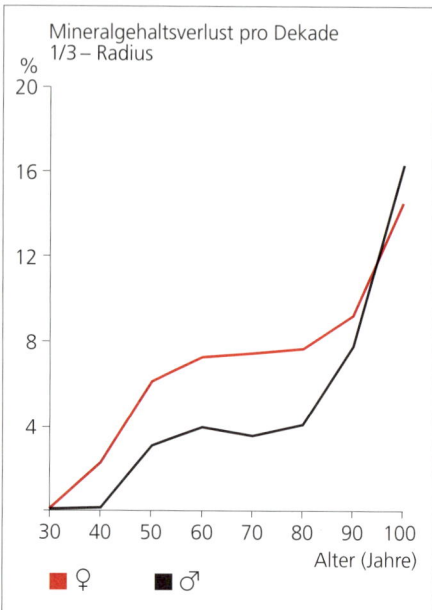

Abb. **60** Nach Erreichen der maximalen Knochenmasse zeigen Frauen durchschnittlich höhere Verlustraten der Knochendichte als Männer. Angleichung erst im hohen Lebensalter.

Tab. **47** Unterschiedliche Änderung der Knochendichtewerte bei Männern und Frauen am Radiusschaft (1/3) und am distalen Radius (1/10) zwischen dem 35. und 85. Lebensjahr. PBM = Peak Bone Mass; SBM = Senile Bone Mass.

		PBM Alter 35 (g/cm²)	SBM Alter 85 (g/cm²)	Verlust in 50 J. (%)	Verlust pro Jahr (%)
Radius 1/3	♂	0,83	0,71	14,5	0,3
	♀	0,72	0,46	36,1	0,7
Radius 1/10	♂	0,61	0,48	21,3	0,4
	♀	0,53	0,36	32,1	0,6

In einer prospektiven amerikanischen Studie wurde getrennt der prädiktive Effekt von Knochenmasse und Alter auf das Frakturrisiko untersucht (Hui et al., 1988). Es zeigt sich, daß Alter ein noch stärkerer Prädiktor ist als niedrige Knochenmasse (Abb. **61**).

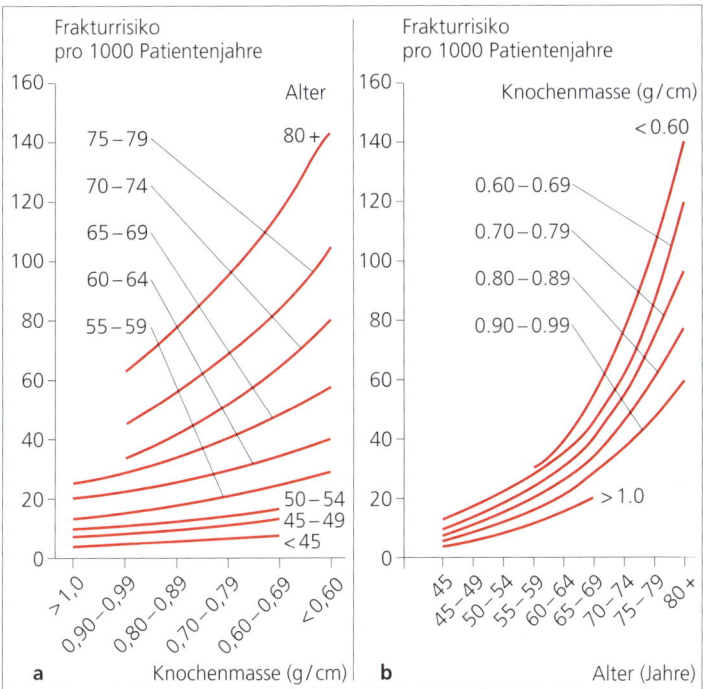

Abb. **61** Alter und Knochenmasse: zwei unabhängige Prädiktoren für das Frakturrisiko (nach Hui et al., 1988).

Spezielle Mechanismen des höheren Lebensalters

Mit zunehmendem Lebensalter kommt es zu progredientem Funktionsverlust zahlreicher Organsysteme. Diese sogenannte senile Involution betrifft generell die Zellteilungsraten und speziell u. a. die Gonaden- und Nierenfunktion, aber auch Gehirn und Muskulatur. Die Teilungsfähigkeit und damit die Proliferationskapazität der Mesenchymzellen nimmt rapide ab, so daß im Knochen weniger Vorläuferzellen für Osteoblasten verfügbar sind.

Die vielfältigen endokrinologisch-metabolischen Folgen und Wechselbeziehungen dieser senilen Involution für das Skelett sind in Abb. **62** dargestellt. Eine wichtige Teilkomponente ist sicher die nachlassende Nierenfunktion im Alter, die sich nicht nur in einer Reduktion der Kreatininclearance (Tab. **48**), sondern auch in verminderter Synthese der aktiven Vitamin-D-Metaboliten manifestiert (Abb. **62**).

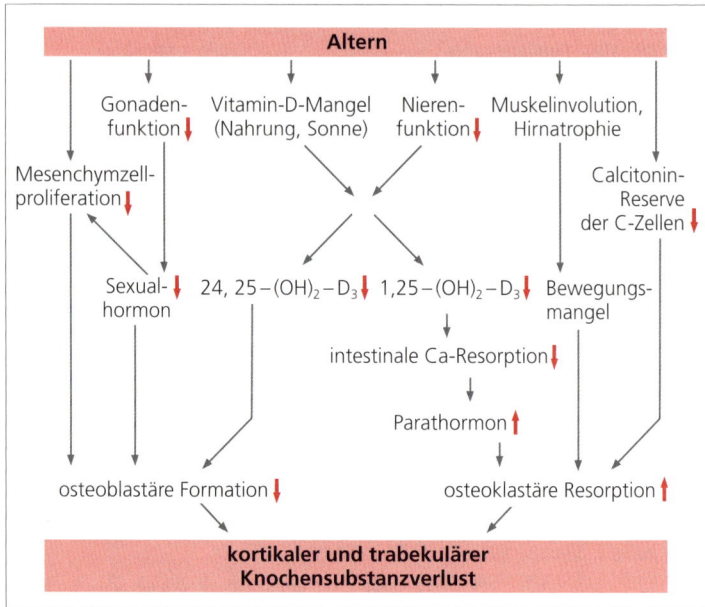

Abb. **62** Spezielle Mechanismen des höheren Lebensalters, die progressiven Knochensubstanzverlust auslösen.

Tab. **48** Nierenfunktion im Alter. Beziehung zwischen Serum- und Urinkreatinin und Kreatinin-Clearance.

Alter	Serumkreatinin (mg/dl)		Urinkreatinin (mg/kg/24 h)		Kreatinin-Clearance (ml/min/1,73 m²)	
	Männer	Frauen	Männer	Frauen	Männer	Frauen
50−59	1,16	0,99	19,3	14,9	81	74
60−69	1,15	0,97	16,9	12,9	72	63
70−79	1,03	1,02	14,2	11,8	64	54
80−89	1,06	1,05	11,7	10,7	47	46

Münch. med. Wschr. 134 (1992) Nr. 18

Seniler sekundärer Hyperparathyreoidismus

Bereits in den 80er Jahren war in britischen Untersuchungen aufgefallen, daß Patienten mit "hip fracture" im Mittel niedrigere Serumspiegel von 25-Hydroxyvitamin D_3 aufweisen als gleich alte Kontrollfälle. Inzwischen ist wiederholt nachgewiesen worden, daß durch Kalziummangelversorgung und Kalziummalabsorption im Alter, oft kombiniert mit ungenügender Vitamin-D-Versorgung, sehr häufig bei älteren Personen ein mäßiggradiger sekundärer Hyperparathyreoidismus auftritt. Diese wichtigen Zusammenhänge, die bereits teilweise aus Abb. **62** ablesbar sind, werden in Abb. **63** nochmals speziell dargestellt. Durch die erhöhten Parathormonwerte versucht der Organismus, den Serum-Kalzium-Spiegel im mittleren Normbereich zu halten, selbstverständlich auf Kosten des Skeletts. Dabei wird eher der kortikale als der spongiöse Knochen angegriffen.

Aus diesem Verständnis einer wichtigen Teilkomponente der Pathogenese der senilen Osteoporose ergibt sich der wichtige und einfache Ansatz, über orale Kalzium-Vitamin-D-Supplemente Prävention der senilen Osteoporose auch noch im fortgeschrittenen Alter zu betreiben.

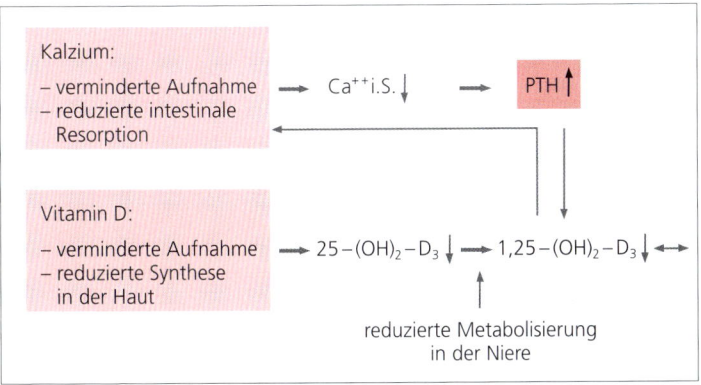

Abb. **63** Pathogenese des sekundären Hyperparathyreoidismus im höheren Lebensalter.

Sturz und Schenkelhalsfrakturen

Wie im Kapitel „Allgemeine Frakturgenese" dargelegt, ist bei den Schenkelhalsfrakturen im Gegensatz zu den Wirbelbrüchen fast immer ein Trauma beteiligt, typischerweise der Sturz des älteren Menschen auf die Hüfte oder das seitliche Gesäß. Nach Untersuchungen der Mayoklinik stürzen 45% aller 85jährigen Frauen einmal pro Jahr. Ob eine Schenkelhalsfraktur (medial, lateral) oder eine pertrochantäre Fraktur resultiert, wird wahrscheinlich von unterschiedlichen mechanischen Momenten beeinflußt. Patienten mit pertrochantären Frakturen, wie in Abb. 64 gezeigt, sind im Mittel etwas älter.

Das bekannte Phänomen der erheblichen Sturzneigung älterer Menschen hat vielfältige Ursachen. Tab. 49 zeigt nur eine Auswahl von medizinischen Faktoren, Umgebungsfaktoren und medikamentösen Ursachen. Die Kenntnis dieser sturzbegünstigenden Faktoren ermöglicht eine Prävention durch entsprechende Beratung oder Behandlung. So kann z.B. eine Schrittmacherversorgung bei kardialen Synkopen direkt das Risiko von Oberschenkelhalsfrakturen reduzieren.

Der Sturz ist das auslösende Moment der Fraktur, aber nicht jeder Sturz im Alter führt zum Bruch. Niedrige Knochenmasse und Trauma sind gemeinsam Voraussetzungen für das Bruchereignis (Abb. 65), wobei

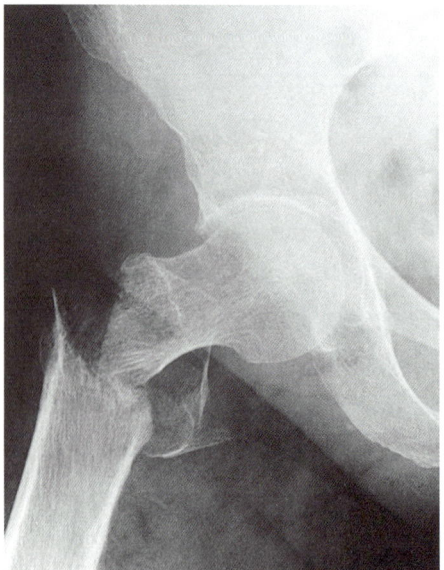

Abb. **64** Typisches Beispiel einer pertrochantären Femurfraktur bei einer 85jährigen Patientin.

Tab. **49** Übersicht über die wichtigsten Faktoren, die allein oder in Kombination Synkopen oder gehäufte Stürze bei älteren Personen verursachen können.

1. *Medizinische Faktoren*
   – kardiovaskuläre Störungen und Arrhythmien mit zerebraler Minderperfusion
   – neurologische Erkrankungen mit Störung neuromuskulärer Koordination, Gangbild
   – Funktionsminderung der Sinnesorgane
   – Hirnleistungsminderung, hirnorganisches Psychosyndrom, Demenz, Psychose

2. *Umgebungsfaktoren*
   – enge Möblierung, Teppichfalten, Elektroschnur, schlechte Beleuchtung etc.
   – glatter Fußboden, Schnee, Glatteis
   – fremde Umgebung (Krankenhaus, Heim)

3. *Medikamentöse Faktoren*
   – Sedativa, Hypnotika, Psychopharmaka, Muskelrelaxanzien
   – Antihypertensiva, Diuretika

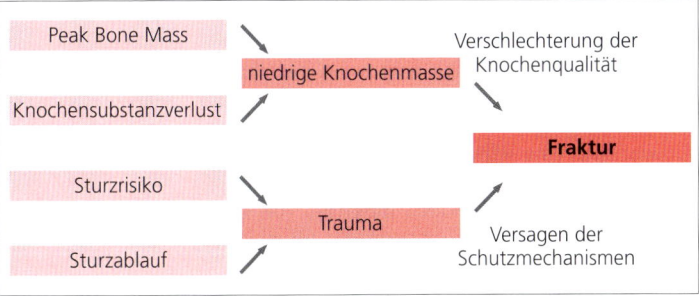

Abb. **65** Mechanismen, die bei der Genese proximaler Femurfrakturen im höheren Lebensalter beteiligt sind.

der Sturzablauf mit oft limitierten reflektorischen Schutzmechanismen einerseits und die Knochengewebsqualität andererseits als weitere Faktoren hinzukommen. Weitere wichtige Faktoren bei der Bruchgenese sind die Härte des Untergrundes, auf dem der Sturz sich ereignet, und das Fett- oder Weichteilpolster über der Hüftpartie der stürzenden Person.

Zahlreiche Untersuchungen der letzten Jahre haben gezeigt, daß neben Knochenmasse und Sturz als weitere Komponente Unterschiede in der Geometrie der proximalen Femurhälfte eine pathogenetische Rolle spielen können. Länge des Oberschenkelhalses und Winkel zum Schaft sind offenbar von Bedeutung. Ein langer Oberschenkelhals ist ein Frakturrisikofaktor. Eine Vergleichsstudie zwischen Japanerinnen und weißen US-Amerikanerinnen zeigte, daß erstere im Mittel signifikant kürzere Oberschenkelhälse und kleinere Oberschenkelhals-Femurwinkel haben. Dies könnte die geringere Frakturinzidenz der Japanerinnen trotz durchschnittlich niedrigerer Knochenmasse erklären.

Spezielle diagnostische Aspekte

Generell gilt für die senilen Osteoporosen das gleiche Diagnostik-programm, das für die postmenopausalen Osteoporosen ausführlich dargestellt wurde. Einige Besonderheiten sind jedoch hervorzuheben:

- Laborchemisch sollte als Entscheidungshilfe für die Behandlung bei geringstem Verdacht nach einer Vitamin-D-Mangelversorgung gefahndet werden. Niedrignormales Kalzium, leicht erhöhte alkalische Phosphatase und Hypokalzurie können Zeichen des Vitamin-D-Mangels sein. Die Messung von 25-Hydroxyvitamin D_3 und Para-thormon belegen einen D-Mangel und sekundären Hyperparathy-reoidismus. Die Bestimmung von Kreatinin bzw. Kreatininclearance (vgl. Tab. **48**) sowie von 1,25-Dihydroxyvitamin D_3 erlauben eine weitere Differenzierung in Vitamin-D-Mangel bzw. Mangel an Cal-citriol oder eine Resistenz gegen dieses Hormon (Tab. **50**).

- Röntgenologisch finden sich im höheren Alter an der Wirbelsäule neben osteoporotischen Kompressionsfrakturen oft ausgeprägte de-generative Veränderungen im Sinne einer Osteochondrose und Spon-dylosis deformans. Ist beides an der Lendenwirbelsäule ausgeprägt oder liegt eine schwere Aortensklerose vor, ist die Densitometrie im LWS-Bereich nicht verwertbar. Röntgenaufnahmen der proximalen Femurhälften sind jedoch durchaus von diagnostischem Interesse. Das Ausmaß der Rarefikation der Spongiosastrukturen im Bereich von Oberschenkelhals und Trochanterbereich korreliert mit der seni-len Osteoporose generell und speziell mit dem lokalen Bruchrisiko. Die verschiedenen Stadien des bereits erwähnten Singh-Index sind in Abb. **66** wiedergegeben. Neben 3 Normalstadien werden 4 zuneh-mende Schweregrade der senilen Osteoporose dargestellt.

- Ein erhöhtes Bruchrisiko ist bei einer 80jährigen Person bereits bei altersentsprechend niedrigen Dichtewerten am Oberschenkelhals ge-geben. Werte unterhalb dem bereits sehr tief liegenden Referenzbe-reich kommen jedoch vor und zeigen ein eindeutig erhöhtes Bruch-risiko an. Ein Beispiel eines 80jährigen Mannes mit sehr unterschied-lichen Dichtewerten für die 3 üblichen Meßfelder am proximalen Femur zeigt die Abb. **67**. Es liegt offenbar ein hochgradiger Spon-giosaverlust vor mit einer Minderung am Wardschen Dreieck auf 39% der mittleren Altersnorm (Z-Score – 2,82) bei wesentlich gerin-gerem Kompaktaverlust. Sicher liegt bei diesem Patienten das Risiko einer proximalen Femurfraktur deutlich über dem gleichalter Män-ner. Nach prospektiven Langzeituntersuchungen der Mayoklinik folgt, daß eine Verminderung der Knochendichte am Femurhals um eine Standardabweichung unter der Altersnorm das Frakturrisiko auf das Niveau einer 13–14 Jahre älteren Person anhebt.

Tab. **50** Unterscheidung zwischen Vitamin-D-Mangel im Alter und Verminderung bzw. Resistenzgruppen gegen den aktiven D-Metaboliten Calcitriol.

	Primärer Vitamin-D-Mangel	Primäres 1,25-(OH)$_2$-D$_3$-Defizit/Resistenz
Diagnose	25-D ↓ 1,25-D ↔/↓ PTH ↑	25-D ↔ 1,25-D ↓/↔ PTH ↑
Mechanismen	↓ Sonnenexposition ↓ Vitamin-D-Zufuhr ↓ Resorption von Vitamin D	↓ PTH-kontrollierte Umwandlung von 25-D in 1,25-D ↓ Rezeptoren im Verdauungsorgan
Behandlung	Vitamin D$_2$ Vitamin D$_3$	1,25-D (Calcitriol) 1alpha-D (Alfacalcidol)

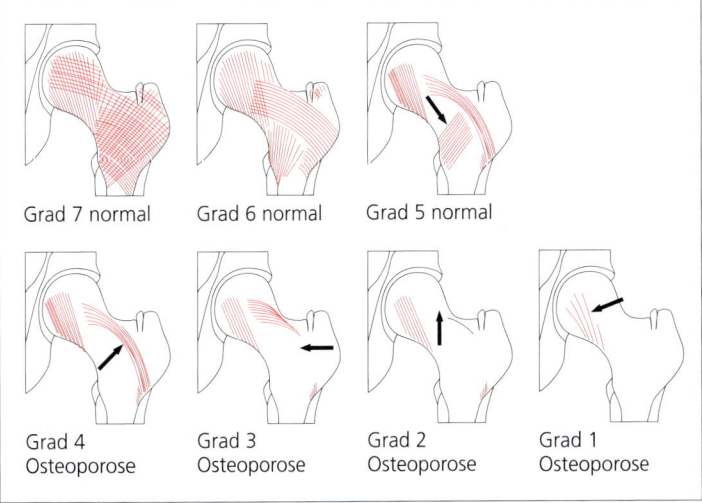

Grad 7 normal   Grad 6 normal   Grad 5 normal

Grad 4 Osteoporose   Grad 3 Osteoporose   Grad 2 Osteoporose   Grad 1 Osteoporose

Abb. **66** Singh-Index: Die Röntgenmorphologie am proximalen Femur korreliert mit dem Frakturrisiko.

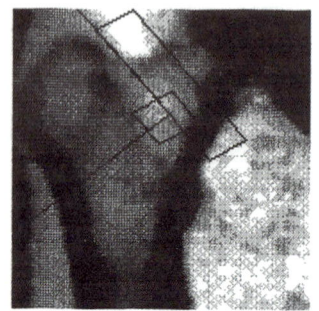

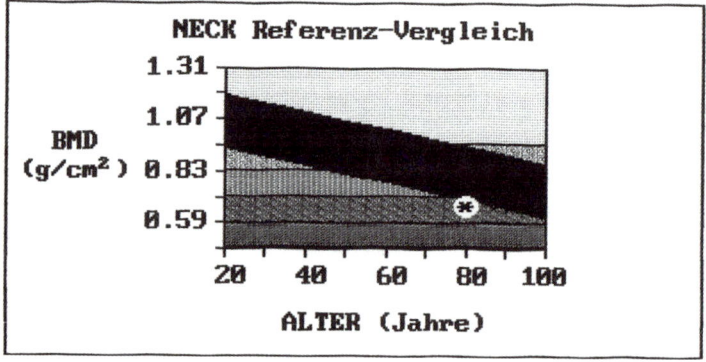

Region	BMD* g/cm²	%	Junge Erwachsene T-Score	%	Altersgemäß Z-Score
Neck	0,669	63	– 3,34	82	– 1,20
Ward	0,237	25	– 5,56	39	– 2,82
Trochanter	0,695	75	– 2,14	87	– 0,94

* BMD = Bone Mineral Density

Abb. **67** Beispiel einer DXA-Messung am proximalen Femur bei einem 80jährigen Mann: Über das Altersmaß erhöhtes Frakturrisiko.

Die Oberschenkelhalslänge bzw. die sogenannte Hüftachse, die bei den Pathomechanismen der Oberschenkelhalsbrüche als unabhängige neue Risikofaktoren beschrieben wurden, können sowohl aus dem Röntgenbild als auch aus der Abbildung der DXA-Messung bestimmt werden (Abb. **68**). Hier gibt es bereits Programme zur automatischen Messung der Hüftachse. Vergleichende automatische und manuelle Ausmessungen zeigen eine gute Korrelation.

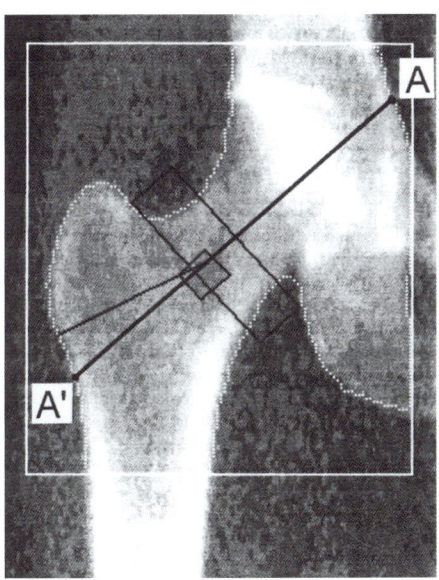

Abb. **68** Messung der sogenannten Hüftachse aus dem DXA-Bild: Die Strecke AA' wird über eine Verlängerung der Oberschenkelhalsachse in beiden Richtungen bis zum Schnittpunkt mit der äußeren Knochenkante gemessen (nach Faulkner et al., 1994).

Therapie der senilen Osteoporose

Bei der Behandlung der manifesten Osteoporose im höheren Lebensalter muß man sich der natürlichen Grenzen bewußt sein.

Ganz im Vordergrund steht die *Schmerztherapie* und *Beschwerdeminderung* durch eine individuell anzupassende Kombination aus physikalischer Therapie, krankengymnastischen Maßnahmen und Analgetika (Tab. 51). Bei frischen Wirbelfrakturen oder Nachsinterungen bereits eingebrochener Wirbel mit heftigen Schmerzen geht es um eine konsequente und großzügige Analgesie, um die Patienten möglichst rasch wieder zu mobilisieren.

Längere Bettruhe wird die Osteoporose weiter verschlimmern. Entsprechend ist bei proximalen Femurfrakturen ein schneller Hüftgelenkersatz oder ein belastungsstabiles sonstiges operatives Verfahren entscheidend, um eine *schnelle Remobilisation* zu ermöglichen. In der chronischen Schmerzphase ohne frische Frakturen ist neben der analgetischen Therapie eine Kräftigung insbesondere der Bauch- und Rückenmuskulatur durch krankengymnastische Anleitung und eigene regelmäßige Übungen sehr hilfreich. Die eigene Muskulatur kann die Wirbelsäule sicher besser halten als ein Korsett.

Anstelle der Versorgung mit einem starren Korsett hat die Abteilung Physikalische Medizin und Rehabilitation der Mayoklinik in den letzten Jahren bei Patienten mit Hyperkyphose und Rückenschmer-

---

Tab. **51** Therapiestrategie bei manifester seniler Osteoporose.

Akuter Schmerz
Wirbelfrakturen, Nachsinterungen:
konsequente Schmerztherapie medikamentös und physikalisch,
rasche Mobilisierung
Proximale Femurfrakturen:
TEP, belastungsstabile Operation, analgetische Therapie, Mobilisierung

Chronischer Schmerz
– NSAR, Opioide, Calcitonin
– physikalische Therapie
– Kräftigung der Muskulatur (Kranken- und Eigengymnastik, Anabolika)

Kalziumbilanz
– kalziumreiche Diät, Ca-Supplemente
– Vitamin D (D-Metaboliten, Thiazide)

Knochenumbau
– Fluoride, Calcitonin, Bisphosphonate
– Anabolika, Östrogen-Gestagen

zen mit Erfolg ein neues Konzept erprobt. Dabei wird den Patienten mit dem Prinzip eines kleinen Rucksackes flach anliegend unterhalb der Scapulae ein Gewicht angebracht. Dieser sogenannte „posture training support" ist unter der Kleidung nicht zu erkennen und kann nach individuellem Bedarf mit verschiedenen Gewichten von wenigen Pfund bestückt werden. Der schmerzreduzierende Effekt dieses einfachen Prinzips soll beträchtlich sein.

Die im höheren Alter mit wenigen Ausnahmen regelmäßig negative Kalziumbilanz muß durch *Diätänderungen*, *Kalziumsubstitution* und evtl. *kleine Dosen von Vitamin D* (400–800 E pro Tag) positiviert werden. Die auf den Knochenumbau wirkenden Substanzen, die auch bei jüngeren Patienten mit Osteoporose gegeben werden, sind grundsätzlich auch bei der Typ-II-Osteoporose wirksam (Tab. **51**).

Pauschale Empfehlungen sind hier nicht möglich. Die meisten positiven Erfahrungen liegen mit kombinierten *Fluorid-Kalzium-* oder *Calcitonin-Kalzium-Schemata* vor. Auch *Östrogene* haben im hohen Alter bei Frauen noch einen hemmenden Effekt auf den Knochenabbau. Die Compliance mit Akzeptanz regelmäßiger Abbruchblutungen ist jedoch gering. Wenn überhaupt, sollte eher ein Präparat mit kontinuierlicher Östrogen-Gestagen-Zufuhr verabreicht werden.

Die Entscheidung zu einer generellen längerfristigen Behandlung muß individuell getroffen werden, wobei insbesondere biologisches Alter, Hirnleistungsfähigkeit, Lebenserwartung, Multimorbidität und soziofamiliäres Umfeld der Patienten Berücksichtigung finden müssen. Die wegen ihrer Nebenwirkungen bei der postmenopausalen Osteoporose jüngerer Frauen kaum indizierten Anabolika können im höheren Alter großzügig verordnet werden und haben oft gute Effekte auf Beschwerden und Verlauf.

Prävention der senilen Osteoporose

Eine Osteoporoseprävention ist in allen Lebensphasen möglich. Auch im hohen Alter ist es – entgegen häufigen Vorurteilen – nie zu spät. Es kann generell progredientem Knochensubstanzverlust und damit erhöhter Fragilität des Knochens vorgebeugt werden und parallel dazu im Alter der erhöhten Sturzgefahr bzw. einem mechanisch ungünstigen Sturzablauf.

Nach dem altersabhängigen Verlauf der Knochenmasse und dabei wechselnden pathophysiologischen Bedingungen können 4 Phasen der Osteoporoseprävention unterschieden werden (Abb. **69**). Die Phase III mit beschleunigtem Verlust nach dem 50. Lebensjahr gilt nur bei Frauen, bei Männern findet sich zwischen 25. und 75. Lebensjahr keine eindeutige Zäsur. Den 4 Phasen der Abb. **69** sind in Tab. **52** die wichtigsten Behandlungsmöglichkeiten zugeordnet. Diese Möglichkeiten der Prophylaxe ändern sich im Laufe des Lebens.

In der Jugend, Adoleszenz und im jüngeren Erwachsenenalter muß es das Ziel sein, eine möglichst hohe Peak Bone Mass auszubilden. Hauptansatzpunkte sind hier sicher eine kalziumreiche Diät (im Mittel 1000 mg Kalzium/Tag) und reichlich körperliche Aktivität. Daneben müssen skelettale Noxen im Sinne von Risikofaktoren (vgl. Tab. **5**) vermieden oder behandelt werden.

In der Lebensphase vom etwa 25.–75. Lebensjahr geht es bei beiden Geschlechtern um den Erhalt der erreichten Peak Bone Mass und um eine Minimierung der altersabhängigen obligatorischen Knochensubstanzverluste. Dies gelingt aktiv durch viel Bewegung und eine kalziumreiche, relativ phosphat- und proteinarme Diät sowie wiederum durch Vermeiden von sonstigen Risikofaktoren. Wird diätetisch nicht genug Kalzium erreicht, sind durchaus regelmäßige orale Kalziumsupplemente einzusetzen. Peri- und postmenopausal kommt bei Frauen die wichtige Möglichkeit hinzu, durch konsequente langzeitige Östrogen-Gestagen-Substitution den dann oft beschleunigten Knochenverlust zu vermeiden (Phase III, Abb. **69**).

Auch im Senium kann noch effektiv Osteoporoseprophylaxe betrieben werden. Besonders wichtig erscheint hier, durch regelmäßige körperliche Aktivität der sonst progressiven Skelettinvolution zu begegnen. Ebenso wie Inaktivität zu meßbarem Knochenmassenverlust führt, kann durch Steigerung der Aktivität, z. B. durch regelmäßige Gymnastik, die Knochenmasse gehalten oder sogar leicht gesteigert werden.

Wie bei der Pathogenese der senilen Osteoporose dargelegt, spielen mangelnde Kalziumzufuhr bzw. Kalziummalabsorption und erhöhte

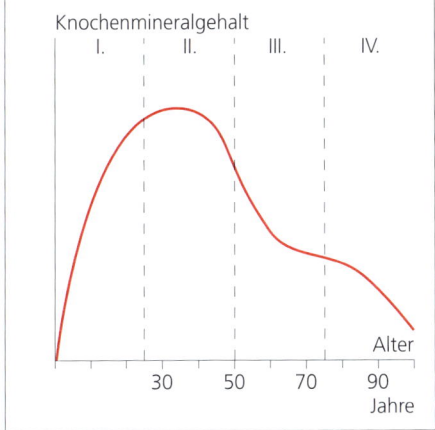

Abb. **69** Pathogenetisch und altersabhängig differente Phasen der Osteoporoseprävention (vgl. Tab. **52**).

Tab. **52** Präventionsmöglichkeiten der Typ-II-Osteoporose in verschiedenen Lebensphasen.

I. Kindheit bis ca. 25. Lebensjahr
Ziel: Erreichen einer hohen PBM*
– kalziumreiche Diät
– körperliche Aktivität
– Vermeidung skelettaler Noxen

II. 25. bis 50. Lebensjahr
Ziel: Halten der PBM, Verzögerung altersabhängiger Verluste
– Diät, Kalziumsupplemente
– regelmäßige Gymnastik
– Vermeiden von Risikofaktoren
– Behandlung potentiell sekundärer Osteoporosen

III. 50. bis ca. 75. Lebensjahr
Ziel: Vermeidung der raschen postmenopausalen Verluste
– Kalziumsupplemente, Gymnastik
– langzeitige sequentielle Östrogen-Gestagen-Substitution

IV. Älter als 75. Senium
Ziel: Verzögerung der senilen Skelettinvolution
– Aktivität, Gymnastik, Sonnenexposition
– kalziumreiche Diät
– Ca- und Vitamin-D-Supplemente

* PBM = Peak Bone Mass

Parathormonwerte eine wichtige Rolle. Eine kalziumreiche Diät (1000 bis 1500 mg/Tag), evtl. durch orale Supplemente ergänzt, adäquate Sonnenlichtexposition und kleine Vitamin-D-Dosen (400 bis 800 E/Tag) können diesem senilen Hyperparathyreoidismus entgegenwirken. Ein erhöhtes Arterioskleroserisiko durch orale Kalziumsupplemente besteht auch im höheren Lebensalter nicht.

Schließlich kann sich eine Substitution von Sexualhormonen im höheren Lebensalter durch den generell roborierenden Effekt positiv auf die Skelettsubstanz auswirken. Hierbei kommen, sofern nicht bei Frauen eine früher begonnene Östrogensubstitution fortgeführt wird, für beide Geschlechter Anabolika in Frage.

Theoretisch müßte eine lebenslange Einhaltung aller Präventionsempfehlungen der Tab. **52** zu einem kumuliert niedrigen Frakturrisiko im Alter führen. Tatsächlich bleiben jedoch die positiven Effekte auf das Skelett nicht unbedingt über Jahrzehnte erhalten und sind auch nicht immer additiv. Sowohl nach reichlicher Kalziumzufuhr in der Kindheit wie auch nach zeitlich begrenzten körperlichen Aktivitätsphasen werden im weiteren Verlauf wieder Abnahmen der Knochenmasse auf das Altersniveau gefunden. Die Skelettmasse läßt sich offenbar nicht nach einem einfachen „Sparkontoprinzip" anlegen.

Besonders enttäuschend ist die relativ neue Erkenntnis, daß dies (zumindestens teilweise) auch für die Hormonsubstitutionstherapie gilt. Eine diesbezügliche retrospektive Untersuchung im Rahmen der Framingham-Studie ergab, daß bei älteren Frauen mit früherer Hormonsubstitution dies nur noch in Form einer höheren Knochenmasse erkennbar war, wenn sie mehr als 7 Jahre Sexualhormone substituiert hatten. Frauen mit Hormonsubstitution unter 7 Jahre unterschieden sich bezüglich Knochenmasse nicht von gleichalten Frauen, die nie Hormone eingenommen hatten. Dies ist sicher ein wichtiges Argument dafür, die Möglichkeiten der Prävention auch im Alter noch voll auszuschöpfen.

Prophylaxe extravertebraler Frakturen

Alle Maßnahmen, die lebenslang darauf abzielen, Knochensubstanzverlust zu vermeiden oder zu vermindern (Tab. **52**), reduzieren das Risiko, an seniler Osteoporose zu erkranken und damit natürlich auch die Inzidenz extravertebraler Frakturen. Die Prävention extravertebraler Knochenbrüche und damit vorrangig der proximalen Femurfrakturen darf sich selbstverständlich nicht nur auf die medikamentöse Intervention beschränken.

Reduktion des Sturzrisikos

Einschränkungen der Beweglichkeit, Bewegungsmangel, gestörte Koordination der Bewegungsabläufe und nachlassende Reaktionsgeschwindigkeit sind wichtige Frakturrisikofaktoren. Die Physiotherapie und speziell gezielte Gymnastik kann die Muskulatur trainieren, Koordination und Gangbild verbessern und damit Sturz- und Frakturrisiko herabsetzen. Ein weniger unbeholfener Sturz hat ein geringeres Frakturrisiko.

Des weiteren sind bei der Patientenberatung die vielfältigen Faktoren zu berücksichtigen, die Stürze im Alter begünstigen (Tab. **49**). Besonders auf die Gefahr sedierender Medikamente sollten ältere Personen hingewiesen werden.

Eine dänische Arbeitsgruppe untersuchte die Möglichkeit, den Aufprall beim Sturz abzumildern. Durch Abpolstern der Hüften mit einem speziellen, unter der Kleidung zu tragenden Kissen (hip-protector) konnten sie zeigen, daß in der Anwendergruppe die Häufigkeit von Oberschenkelhalsfrakturen um 56% im Vergleich zur Kontrollgruppe abfiel.

Kalzium- und Vitamin-D-Supplemente

Als wichtigste Ursache des beschleunigten Knochenverlustes im Senium wurde der senile sekundäre Hyperparathyreoidismus herausgestellt (Abb. **63**). Danach müßten eine erhöhte orale Kalzium- und Vitamin-D-Zufuhr im Alter in der Lage sein, den beschleunigten Knochenabbau, speziell auch den Kortikalisverlust, zu bremsen.

Eine französische Arbeitsgruppe hat auf dieser Basis in den letzten Jahren eine umfangreiche Studie durchgeführt. Insgesamt 3270 gesunde Altenheimbewohnerinnen (mittleres Alter 84 ± 6 Jahre) wurden rando-

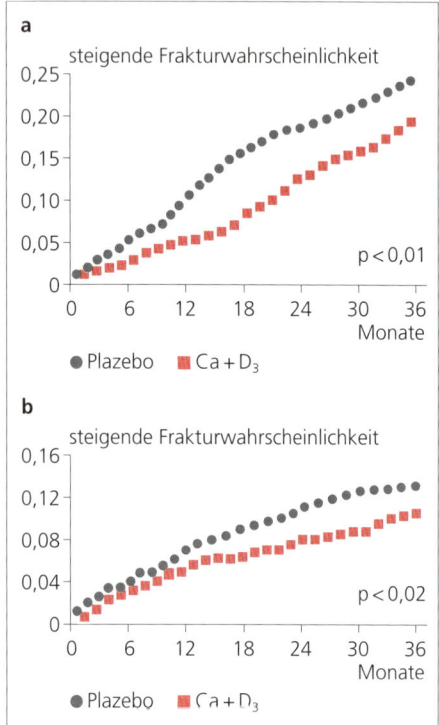

a steigende Frakturwahrscheinlichkeit

p < 0,01

● Plazebo ■ Ca + D₃

b steigende Frakturwahrscheinlichkeit

p < 0,02

● Plazebo ■ Ca + D₃

Abb. **70** Intention-to-treat-Analyse: Die Wahrscheinlichkeit einer Hüftfraktur (**a**) bzw. aller extravertebraler Frakturen (**b**) steigt unter Vitamin-D₃-Kalzium-Supplementation geringer an als unter Plazebo.

misiert entweder mit Kalzium (1200 mg/Tag) und Vitamin D₃ (800 I. E./Tag) oder Plazebo über 18 Monate behandelt. Die initial diagnostizierte relative Vitamin-D-Mangelsituation mit sekundärem Hyperparathyreoidismus wurde in der Verumgruppe innerhalb von 6 Monaten beseitigt. Nach 18 Monaten betrug die Reduktion der Parathormonwerte 44% (p < 0,001) und der Anstieg der 25-Hydroxy-Vitamin-D-Serumwerte 162% (p < 0,001), jeweils bezogen auf die Ausgangswerte. In der Plazebogruppe traten kaum signifikante Änderungen dieser Werte auf.

In einem Teilkollektiv wurde die Knochendichte am Femur gemessen. Sie stieg in der Kalzium-Vitamin-D-Gruppe um 2,7% und fiel in der Plazebogruppe um 4,6%. Besonders eindrucksvoll war jedoch der Effekt auf extravertebrale Frakturen und speziell Femurfrakturen. In den 18 Monaten ereigneten sich in der Kontrollgruppe 37 Femurbrüche und 97 andere nicht-vertebrale Frakturen, während in der Interventionsgruppe nur 21 bzw. 66 derartige Brüche auftraten.

D. h. die einfache Optimierung der Kalzium- und Vitamin-D-Zufuhr reduzierte die Gesamtzahl extravertebraler Frakturen um 32% und die der Femurfrakturen um 43%. Statistisch waren die Gruppenunterschiede hochsignifikant.

Die inzwischen als „Lyon-Studie" bekannte Untersuchung wurde fortgesetzt. Auch nach 36 Monaten hielt der positive Effekt auf die Inzidenz extravertebraler Frakturen eindeutig an (Abb. **70**). Gefolgert werden kann aus dieser Studie, daß älteren Personen, die in Altenwohnanlagen leben, dringend die regelmäßige Zufuhr von Kalzium und Vitamin D empfohlen werden kann. Auf dem Boden dieser sehr erfolgreichen Interventionsstudie muß sogar eine generelle Substitution bei älteren Menschen mit kleinen Dosen Kalzium und Vitamin D_3 diskutiert werden.

Die gleiche französische Arbeitsgruppe hat eine Kosten-Nutzen-Analyse für diese Substitutionsbehandlung durchgeführt. Die medikamentösen Behandlungskosten liegen signifikant unter den Frakturfolgekosten.

Unter dem Eindruck der hohen Kosten, die durch proximale Femurfrakturen weltweit verursacht werden, und der noch ansteigenden Tendenz der Inzidenzraten sollten alle Möglichkeiten der Prävention der senilen Osteoporose und speziell der Femurfrakturen voll ausgeschöpft werden.

Ein additiver Effekt von Sturzprophylaxe, Gymnastik, Geschicklichkeitstraining und der genannten Kalzium- und Vitamin-D-Supplementation ist denkbar, so daß das große gesundheitspolitische Problem der proximalen Femurfrakturen im Alter in Zukunft erheblich gemildert werden könnte.

Sekundäre Osteoporosen

Jede Diagnose einer als postmeno-pausal oder senil klassifizierten soge-nannten primären Osteoporose be-inhaltet den Ausschluß möglicher sekundärer Osteoporosen. Im prakti-schen Umgang mit Osteoporosepa-tienten handelt es sich sehr oft nicht um „reine" sekundäre Osteoporo-sen, d. h. Fälle, die ganzheitlich auf einen pathogenetischen Faktor zu be-ziehen sind. Dies kann z. B. für die Kortikoidosteoporose oder Inaktivi-tätsosteoporose jüngerer Menschen zutreffen. Aber auch hier ist oft als weiterer Faktor die kortikoidpflichti-ge Grunderkrankung beteiligt. Häufi-ger ist die Situation, daß bei älteren Patienten mit manifester Osteoporo-se bei vorbestehender präklinischer Osteoporose (z. B. postmenopausal) die Krankheit durch eine oder mehre-re Noxen mit Schmerzen und Fraktu-ren klinisch apparent wurde. Wenn aufgrund von Anamnese und weite-ren Untersuchungen ein pathogeneti-scher Faktor oder Risikofaktor ganz entscheidend für die vorliegende Osteoporose verantwortlich zu ma-chen ist, sprechen wir von monoätio-logischer Osteoporose, sind es meh-rere, von polyätiologischen sekundä-ren Osteoporosen. Eine Übersicht über die möglichen Ursachen sekun-därer Osteoporosen zeigt Tab. **53**.

Häufigkeit und Geschlechtsverteilung

Zur Prävalenz sekundärer Osteoporosen insgesamt gibt es keine Daten. Durch die Osteodensitometrie können auch präklinische sekundäre Osteoporosen erfaßt werden, was insgesamt die Diagnosehäufigkeit erhöht hat (s. Osteoporose bei Männern S. 172).

Im Prinzip dürfte die Häufigkeit sekundärer Osteoporosen bei beiden Geschlechtern etwa gleich groß sein, da sich geschlechtsspezifische Unterschiede in der Häufigkeit einzelner Grundkrankheiten und Noxen (Tab. 53) etwa ausgleichen dürften. Nach eigenen Erfahrungen und der Literatur ist davon auszugehen, daß ca. 10–15% aller weiblichen Osteoporosefälle sich als sekundär herausstellen, bei Männern dagegen beträgt der Anteil 50–60%. Bezüglich der Häufigkeit der einzelnen Risikofaktoren bzw. Grundkrankheiten sei auf entsprechende Ausführungen im Kapitel männlicher Osteoporosen verwiesen. Aus der Frequenz der einzelnen Risikofaktoren in einem großen Patientengut von Männern (vgl. Tab. 64) kann in etwa auf die praktische Bedeutung der einzelnen Risikofaktoren und damit der Prävalenz der entsprechenden sekundären Osteoporosen geschlossen werden. Nachfolgend soll exemplarisch auf 4 klinisch besonders relevante sekundäre Osteoporoseformen eingegangen werden.

Tab. **53** Übersicht sekundäre Osteoporosen.

1. *Endokrin/metabolisch:*
   Cushing-Syndrom, Hyperthyreose, Hypogonadismus, Hyperparathyreoidismus, Akromegalie, Diabetes mellitus

2. *Iatrogen/medikamentös:*
   Glukokortikoide, Heparine, Schilddrüsenhormone, LH-RH-Analoga, Danazol, Glutethimid, Laxanzien, Cholestyramin

3. *Myelogen/onkologisch:*
   multiples Myelom, Mastozytose, lymphoproliferative Erkrankungen, diffuse Knochenmarkskarzinose

4. *Parainfektiös/immunogen:*
   chronische Polyarthritis, Morbus Crohn

5. *Inaktivität/Immobilisation:*
   Bettruhe, Paraplegie, Hemiplegie, Raumfahrt

6. *Hereditäre Bindegewebserkrankungen:*
   Osteogenesis imperfecta, Marfan-Syndrom, Ehlers-Danlos-Syndrom, Menkes-Syndrom, Homozystinurie

7. *Im Rahmen komplexer Osteopathien:*
   renale Osteopathie (chronische Niereninsuffizienz), intestinale Osteopathie (chronische Malabsorption)

Kortikoidinduzierte Osteoporose

Entsprechend der Seltenheit des Cushing-Syndroms ist die Diagnose einer Kortikoidosteoporose bei endogenem Hyperkortisolismus eine relative Rarität. Differentialdiagnostisch ist diese Form jedoch besonders wichtig, weil immer wieder einmal Cushingfälle über die Osteoporose diagnostiziert werden können. Medizinhistorisch interessant in diesem Zusammenhang ist die Tatsache, daß Harvey Cushing in seiner Erstbeschreibung über die basophilen Adenome der Hypophyse und das dadurch verursachte Cushing-Syndrom bei 8 Kasuistiken in 6 Fällen bereits die Osteoporose als ein wichtiges Syndrom dieser Krankheit aufführte.

Bei exogenem Hyperkortisolismus ist dagegen die Noxe bekannt bzw. leicht zu erfragen. Eine langzeitige Kortikoidtherapie ist für viele chronische Erkrankungen in verschiedenen Fachrichtungen der Medizin heute ein segensreiches und unverzichtbares Therapiekonzept. Leider ist die Therapie mit zahlreichen unerwünschten Effekten an verschiedenen Organsystemen belastet (Tab. **54**). Besonders gefürchtet von verordnenden Ärzten und einnehmenden Patienten ist die Gefahr der kortikoidinduzierten Osteoporose.

Tab. **54** Unerwünschte Effekte der Kortikoidtherapie.

Endokrinium	Nebenniereninsuffizienz, Sexualhormonsuppression
Glucosestoffwechsel	Diabetes mellitus
Elektrolythaushalt	Flüssigkeitsretention
Fettgewebe	Fettumverteilung, Adipositas, Gewichtszunahme
Muskulatur	Atrophie
Haut	Atrophie, Einblutungen, Wundheilungsstörung
Immunsystem	Infektanfälligkeit
Augen	Katarakt, Glaukom
Zentralnervensystem	mentale Störungen
Magen-Darm-Trakt	Ulkusheilung verzögert, Magenblutung
Längenwachstum	bei Kindern gehemmt
Skelett	Osteoporose, Osteonekrose

Pathogenetische Mechanismen

Obwohl die Kenntnisse über die Effekte der Kortikoide auf Knochenzellen in vitro bzw. auf der Rezeptorebene in den letzten Jahren erheblich zugenommen haben, sind einige widersprüchliche Beobachtungen immer noch nicht sicher einzuordnen. Neben direkten und indirekten Wirkungen auf die Osteoblasten- und -klastenaktivität sind modulierende Effekte auf die Knochenzelldifferenzierung beschrieben.

Weitgehend gesichert sind dagegen aus diesen Einflüssen resultierende, klinisch erfaßbare Effekte auf die Kalzium- und Skelettbilanz. Die Kortikoide hemmen die Knochenmatrixsynthese der Osteoblasten und stimulieren die Knochenresorption durch die Osteoklasten, d.h. es kommt zu einer Entkopplung der normalerweise kooperierenden beiden Zellgruppen. Der osteoblastenhemmende Effekt kann direkt am Abfall der Osteocalcinwerte i. S. nachgewiesen werden. Der erhöhte Knochenabbau zeigt sich an relativer Hyperkalzurie und erhöhten Desoxypyrodinolinwerten im Urin. Er wird verstärkt durch einen leichten sekundären Hyperparathyreoidismus, welcher Folge der intestinalen Kalziummalabsorption und der gehemmten renalen Kalziumrückresorption ist (Abb. **71**). Weitere endokrine Effekte, welche die negative Kalzium- und Skelettbilanz verstärken, sind die Hemmung der thyreoidalen Calcitoninsekretion und die Verminderung von Wachstums- und Sexualhormonsekretion. Aus diesen verschiedenen interagierenden Effekten sind bereits die Ansatzpunkte für Prävention und Therapie ablesbar.

Individuelles Risiko und Schwellendosis

Die klinische Erfahrung lehrt, daß in Einzelfällen die Zeitspanne zwischen Beginn einer Kortikoidmedikation und der klinischen Manifestation der Osteoporose erheblich variiert. Ob es eine individuelle unterschiedliche Kortikoidtoleranz im Hinblick auf das Osteoporoserisiko gibt, wird diskutiert, ist aber nicht eindeutig belegt.

In Einzelfällen mag eine unterschiedliche „Kortisonempfindlichkeit" eine Rolle spielen, mehrheitlich sind jedoch u. E. die obengenannten Diskrepanzen auf unterschiedliche Ausgangssituationen und Begleitbedingungen zu beziehen. Die meisten Studien zur Kortikoidosteoporose haben den Schweregrad der Skelettkomplikation an Knochendichtewerten und/oder Frakturen nach unterschiedlich langer Kortikoidexposition gemessen, ohne die Ausgangsmasse zu Beginn der Kortikoidtherapie zu erfassen. Abb. **72** gibt eine Auflistung der Faktoren, welche die Ausgangsmasse beeinflußt haben können und weitere modifizierende Teilfaktoren innerhalb der Kortikoidmedikation selbst. Vom Zusammenwirken aller Faktoren hängt ab, wann eine signifikante Knochendichtemin-

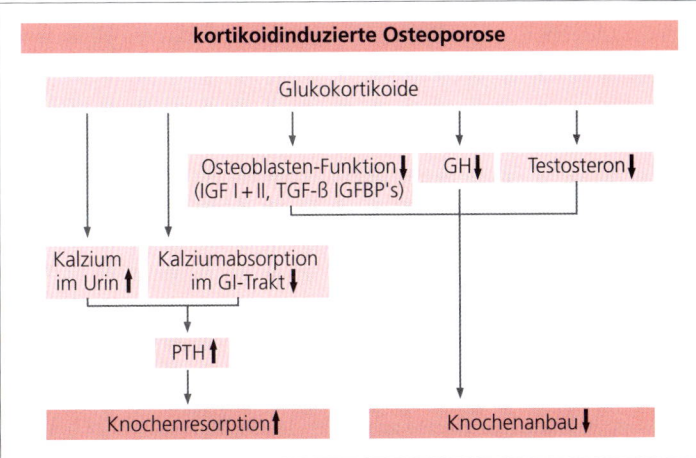

Abb. **71** Pathomechanismen der Kortikoid-Osteoporose (G. H. = Wachstumshormon, IGF = Insulin like growth factor, TFG-β = Transforming growth factor β, IGFBP = IGF-Binding protein).

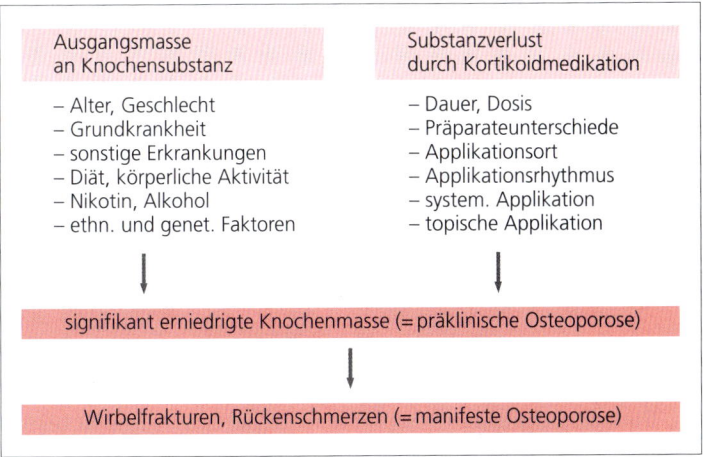

Abb. **72** Das Zeitintervall zwischen Kortikoid-Therapiebeginn und der Osteoporosediagnose hängt von multiplen individuellen Faktoren ab.

derung erstmals meßbar wird (= präklinische Osteoporose) oder wann sich die Osteoporose mit Rückenschmerzen und Frakturen klinisch manifestiert.

In den meisten retrospektiven Untersuchungen läßt sich eine Beziehung zwischen Knochenmasse und Dosis und Dauer der Kortikoidtherapie nachweisen. Die oft nur grenzgradige Signifikanz dieser Korrelation liegt an den weiteren interagierenden Faktoren (vgl. Abb. **72**).

Die Schwellendosis, unterhalb derer das Osteoporoserisiko gering oder gar nicht gegeben ist, wurde bislang nicht eindeutig definiert. In den letzten Jahren wurden jedoch mehrere Untersuchungen vorgelegt, die belegen, daß bei der chronischen Polyarthritis Prednisondosen von weniger als 6–7 mg/Tag kaum mit einem erhöhten Knochenabbau einhergehen. Eine Langzeittherapie mit Dosen zwischen 8–16 mg ist mit einem sehr hohen Risiko behaftet, wahrscheinlich mehr als in der kurzzeitigen Hochdosistherapie. Ob diese Angaben sich auf andere kortikoidpflichtige Krankheiten ebenso anwenden lassen, ist nicht sicher bekannt.

Interessant ist in diesem Zusammenhang die Beobachtung, daß bei Jugendlichen und jungen Erwachsenen unter gleichen Kortikoiddosen ein stärkerer Knochenverlust auftritt als bei älteren Personen. Damit könnte auch erklärt werden, daß dosisbezogen die Kortikoidtherapie bei Polymyalgia rheumatica weniger Skelettschaden verursachen soll als bei anderen Diagnosen, da diese Krankheit überwiegend ältere Frauen betrifft. Selbstverständlich gibt es hier Ausnahmen. Nach eigener Beobachtung können ältere Frauen mit vorbestehender Osteopenie unter der Kortikoidtherapie der Polymyalgia rheumatica sehr rasch eine manifeste Kortikoidosteoporose entwickeln.

Praktisch besonders wichtig ist die Thematik der unterschiedlichen osteoporogenen Potenz verschiedener Kortikoide. Für das seit vielen Jahren bekannte Deflazacort wurden in den letzten Jahren gute Studienergebnisse vorgelegt, die bei gleichen erwünschten immunsuppressiven Effekten einen signifikant geringeren negativen Effekt auf Kalzium- und Knochenstoffwechsel hatten (s. S. 156). Dabei beträgt die Dosisäquivalenz zwischen Prednison und Deflazacort im Mittel 6,0 zu 7,5 mg.

Prävention der Kortikoidosteoporose

Trotz des bekannten Osteoporoserisikos bei langzeitiger Kortikoidmedikation wird eine Osteoporoseprävention nicht regelmäßig durchgeführt.

In jedem Fall sollte durch die selbstverständliche weitestmögliche Minimierung der Kortikoiddosis und durch Beratung des Patienten über Ernährung, Genußmittel und Bewegung eine Risikominderung (Tab. **55**) versucht werden. Es ist jedoch nicht ratsam, wegen über-

Tab. **55** Prävention der
Kortikoidosteoporose.

1. *Risikominderung*
   - Reduktion der Kortikoiddosis
   - kalziumreiche Ernährung
   - Nikotin- und Alkoholverzicht
   - Steigerung der körperlichen Aktivität

2. *Umstellung des Kortikoidpräparates*
   - Einstellung auf Deflazacort

3. *Verbesserung der intestinalen Kalzium-resorption*
   - zusätzliche orale Ca-Supplemente
   - Vitamin D_3, 25-Hydroxycholecalciferol
   - Alfacalcidol, Calcitriol

4. *Minderung der Hyperkalzurie*
   - Thiaziddiuretika
   - Kaliumcitrat

5. *Hemmung der Knochenresorption*
   - Östrogen-Gestagen-Substitution
   - Androgen-Substitution
   - Calcitonin-Nasalspray
   - Bisphosphonate

6. *Stimulation der Knochenformation*
   - Monofluorophosphat
   - Natriumfluorid

mäßiger Osteoporosefurcht eine optimale Kortikoiddosis zu unterschreiten und damit eine Symptomatik der Grundkrankheit in Kauf zu nehmen. Besser ist dann eine höhere Kortikoiddosis und eine optimale Osteoporoseprävention.

Die Entscheidung, wie konsequent Osteoporoseprävention durchzuführen ist, hängt von der Ausgangssituation ab. Bei zu erwartender langzeitiger Kortikoidpflichtigkeit in einem Dosisbereich über 7,5 mg Prednison ist möglichst zu Beginn eine Knochendichtemessung an der Wirbelsäule und am Schenkelhals anzuraten. Der Meßbefund ist entscheidend für die Behandlungsplanung. Bei hochnormalen Werten kann zunächst abgewartet werden. Bei niedrignormal bis grenzgradig erniedrigten Werten ist in jedem Fall eine zusätzliche Verbesserung der intestinalen Kalziumaufnahme durch orale Kalziumgaben, Vitamin D oder -D-Metaboliten zu empfehlen (Tab. **56**). Für das Alphacalcidol und Calcitriol werden neben der Verbesserung der intestinalen Kalziumresorption noch zusätzliche direkte Effekte auf den Knochenumbau beschrieben. Bei Hyperkalzurie sind Thiaziddiuretika zur Verbesserung der Kalziumbilanz geeignet.

Präparat	Dosis pro Tag
– Kalzium per Ernährung	1000 mg
– Zusätzlich oral Kalzium	1000 mg
– natives Vitamin D_3	2000 – 10000 I. E. (= 50 – 250 µg)
– Calcifediol	50 – 100 µg
– Alfacalcidol	0,5 – 1,0 µg
– Calcitriol	0,5 µg
– Hydrochlorothiazid	25 – 50 mg

Tab. 56 Möglichkeiten zur Positivierung der Kalziumbilanz bei Kortikoidlangzeittherapie.

In dieser Situation der Prävention kann je nach eigener Erfahrung auch eine Umstellung der Kortikoidmedikation auf Deflazacort empfohlen werden. Die meisten diesbezüglichen Erfahrungen beziehen sich auf die chronische Polyarthritis. Für andere kortikoidpflichtige Erkrankungen sind weitere Studien sicher von Interesse. Bei signifikant erniedrigten Werten, d. h. bei bereits erhöhtem Frakturrisiko, kommen zur weiteren Prävention in erster Linie knochenabbauhemmende Medikamente in Frage.

Bei jüngeren postmenopausalen Frauen wäre die erste Wahl die Hormonsubstitutionsbehandlung. Im übrigen hat sich in diesem Stadium Lachscalcitonin-Nasalspray (100 bis 200 IE/Tag) als guter Behandlungsansatz erwiesen. Weitere Knochensubstanzverluste bei fortlaufender Kortikoidmedikation werden vermieden. Für die 3. Gruppe der Osteoklastenhemmer, die Bisphosphonate, sind noch weitere Studien zu fordern.

Eine Besonderheit der Kortikoidosteoporose ist es, daß es in geringerem Maß als bei der postmenopausalen Osteoporose zur Perforation der Spongiosaelemente kommt. Histologisch wirkt die Spongiosa generell verschmälert, teilweise filigran, die Kontinuität ist aber besser erhalten (Abb. 73). Wenn dies generell Geltung hat, wäre eine Frühtherapie mit Fluoriden sehr erfolgversprechend. Auf den noch vorhandenen Strukturen könnte vermehrt neues Knochengewebe aufgebaut werden. Die bislang wenigen vorhandenen Fluoridstudien bei Kortikoidosteoporose belegen in der Tat ein auffallend gutes Ansprechen, so z. B. in einer kürzlich veröffentlichten französischen Studie, in der die Kortikoidosteoporose nach Herztransplantation erfolgreich mit Monofluorphosphat und Kalzium therapiert wurde. In weiteren klinischen Studien zur Fluoridtherapie wurde jedoch meist nicht zwischen präklinischen und manifesten Kortikoidosteoporosefällen unterschieden.

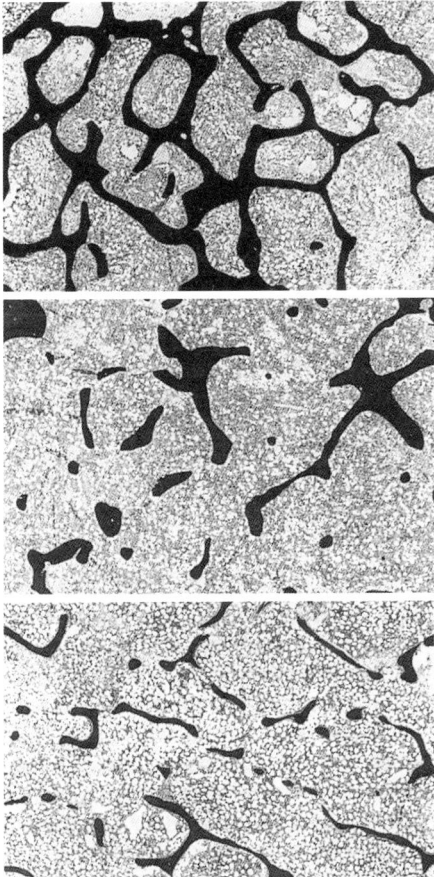

Abb. **73** Vergleich der unterschiedlichen Spongiosaarchitektur im histologischen Schnittbild bei Normalbefund (oben), postmenopausaler Osteoporose (Mitte) und Kortikoidosteoporose (unten).

Therapie der manifesten Kortikoidosteoporose

Sind bereits erste Frakturen bei inadäquatem Trauma aufgetreten, bestehen meist auch Beschwerden und Schmerzen. Eine medikamentös-analgetische Therapie, kombiniert mit individuell angepaßter physikalischer Therapie und Gymnastik, steht daher im Vordergrund. Daneben sind alle unter Prävention genannten Maßnahmen (Tab. 55) ebenso individuell angepaßt indiziert.

Die Maßnahmen unter Punkt 1–4 sind praktisch als Basistherapie anzusehen, die Punkte 5 und 6 je nach Osteoporoseaktivität und -verlauf einzusetzen.

In einer eigenen Studie an 45 Patienten mit manifester Kortikoid-Osteoporose haben wir bei 4 Therapiegruppen die Wirksamkeit von Calcitonin per injectionem mit Calcitonin-Nasalspray (jeweils plus 1000 mg Kalzium oral) gegenüber Kalzium allein bzw. einer unbehandelten Gruppe verglichen. Patienten mit langzeitiger intermittierender oder kontinuierlicher Kortikoidmedikation bei chronisch obstruktiven Lungenerkrankungen wurden in die Studie einbezogen. Einschlußkriterien waren weiterhin eine signifikante Verminderung der Knochendichte an der Lendenwirbelsäule oder am proximalen Femur (> – 2 Standardabweichungen, bezogen auf die Werte für gesunde junge Erwachsene) sowie mindestens eine ohne adäquates Trauma aufgetretene Wirbelfraktur (manifeste Kortikoidosteoporose).

Knochendichtemessungen an Lendenwirbelsäule, proximalem Femur und Radius ergaben an allen Meßorten leichte Zunahmeraten für beide Calcitonin-Kalzium-Gruppen, ein Gleichbleiben oder leichter Verlust für die Kalziummonotherapie und signifikante Abnahmeraten in der unbehandelten Gruppe. Als Beispiel sind die densitometrischen Ergebnisse für die Lendenwirbelsäule in Abb. 74 wiedergegeben. Die Effekte der Therapie auf die Rate vertebraler und extravertebraler Frakturen zeigt Tab. 57. Beide Calcitoninapplikationen erwiesen sich dabei als gleich wirksam.

Wenn die Kortikoidmedikation definitiv abgesetzt werden kann, wird es relativ kurzfristig zum Nachlassen der Knochenresorption kommen und eine Low-turnover-Osteoporose verbleiben. Bei dieser Situation ist, ähnlich wie bei der älteren postmenopausalen Frau, eine ca. 3jährige kontrollierte Therapie mit Fluorid und Kalzium zu erwägen. Nach eigener Erfahrung kann Monofluorphosphat (entsprechend 15 mg Fluorid/Tag) plus ca. 1000 mg Kalzium als Therapieschema empfohlen werden.

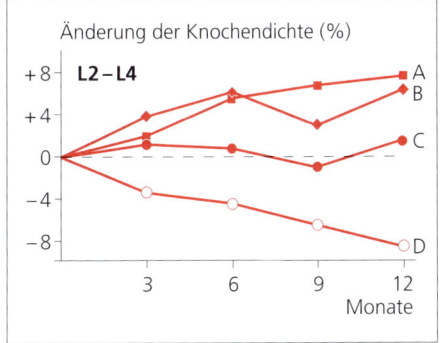

Abb. **74** Prozentuale Änderung der Knochendichtewerte in bezug zum mittleren Ausgangswert bei 4 Behandlungsgruppen mit manifester Kortikoidosteoporose:

A Lachscalcitonin subkutan morgens (1. Monat: 100 I. E. täglich, 2. und 3. Monat: 100 I. E. zweitägig, 4. bis 12. Monat: 50 I. E. dreimal / Woche) plus 1000 mg Kalzium abends.
B Lachscalcitonin nasal morgens (1. Monat: 200 I. E. täglich, 2. bis 12. Monat: 100 I. E. täglich) plus 1000 mg Kalzium abends.
C 1000 mg Kalzium abends.
D ohne Therapie.

Tab. **57** Frakturinzidenzen zu Beginn (= m 0) und nach je 12 Monaten (= m 12) bei vier verschiedenen Behandlungsgruppen manifester Kortikoid-osteoporosen (vgl. Legende Abb. **74**).

Frakturen		A	B	C	D
vertebral	m 0	24	29	31	32
	m 12	25	29	34	41*
neue Frakturen/Pat.		(1/11)	(0/12)	(3/10)	(9/12)
extravertebral	m 0	8	6	6	10
	m 12	9	6	8	11
neue Frakturen/Pat.		(1/11)	(0/12)	(2/10)	(1/12)

* $p < 0,01$

Hypogonadismus

Eine Unterfunktion der Keimdrüsen mit signifikant erniedrigter Sexualhormonsekretion führt bei beiden Geschlechtern zur Osteoporose. Bei Männern ist der Hypogonadismus eine der häufigeren und akzeptierten Ursachen sekundärer Osteoporosen (s. Tab. **64**). Die Osteoporose war eine bekannte Spätkomplikation bei Eunuchen. Die Abb. **75** u. **76** demonstrieren einen ausgeprägten männlichen Osteoporosefall nach traumatischem Hodenverlust.

Bei Frauen wird die Östrogenmangelsituation der Postmenopause ausgeklammert und die postmenopausale Osteoporose traditionsgemäß zu den primären Osteoporosen gezählt. Über die Sinnhaftigkeit dieser Einteilung kann man sicher streiten (vgl. S. 7). Bei Frauen mit primärer Amenorrhö, langzeitiger sekundärer Amenorrhö oder früher Ovarektomie sollte in jedem Fall auch von sekundärer Osteoporose gesprochen werden.

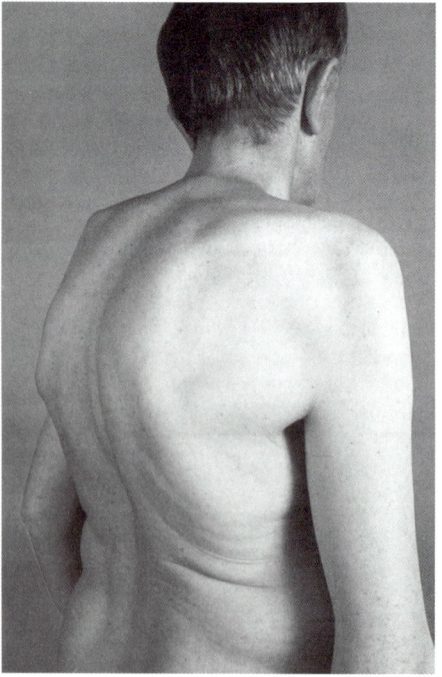

Abb. **75** Ausgeprägter osteoporotischer Habitus bei einem 58jährigen Mann nach Verlust beider Hoden durch Kriegsverletzung mit 19 Jahren (keine Hormonsubstitution über 39 Jahre).

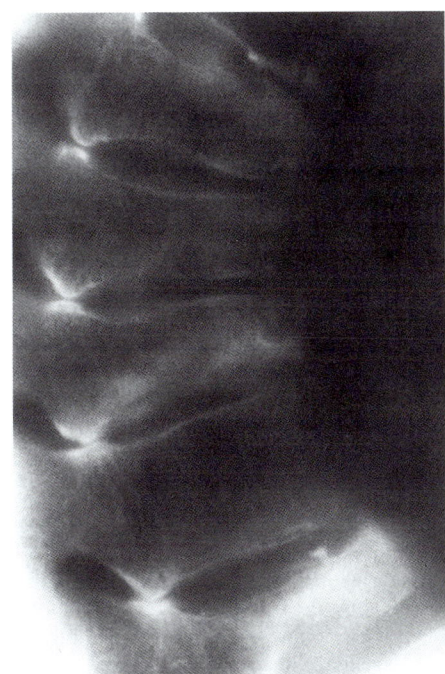

Abb. **76** Seitliche Tomographie durch die BWS des Patienten der Abb. **75**: Schwerste Osteoporose mit hochgradiger, diffuser Kalksalzminderung, Keilwirbelbildungen und Abstützungsreaktionen an den Wirbelkörperhinterkanten.

Es ist eindeutig belegt, daß die Knochenzellen beider Geschlechter spezifische Rezeptoren sowohl für Östrogene als auch für Androgene besitzen. Östrogene bewirken eine Hemmung der Osteoklasten. Für Androgene konnte in vitro eine Stimulation der Proliferation und Differenzierung der Osteoblasten nachgewiesen werden.

Die Therapie der Wahl bei sekundärer Osteoporose durch Hypogonadismus ist die geschlechtsspezifische Hormontherapie. Wichtig ist dabei der frühe Beginn der Substitution, da eingetretene Defizite an Knochensubstanz nur unvollständig wieder aufgeholt werden. Bei schwerer manifester Osteoporose können Kombinationstherapien mit anderen Osteoporosetherapeutika indiziert sein (vgl. Tab. **38**), z.B. Sexualhormone mit einer Fluorid-Kalzium-Kombination.

Diffuses Plasmozytom

Das Plasmozytom stellt etwa 1 % aller Neoplasien der weißen Bevölkerung dar, wobei die jährliche Erkrankungsrate in Mitteleuropa bei 1,5 pro 100 000 Einwohner liegt, welches einer Verdoppelung der Inzidenz in den letzten 25 Jahren entspricht. Die Erkrankung ist inkurabel und gekennzeichnet durch die Proliferation eines malignen Plasmazellklones, was in der Regel zu einer erhöhten Sekretion monoklonaler Immunglobuline führt. Klinische Charakteristika sind eine stark beschleunigte Blutsenkungsgeschwindigkeit, Nachweis monoklonaler Immunglobuline im Serum oder Ausscheidung von Bence-Jones-Proteinen im Urin sowie Knochendefekte. In fortgeschrittenen Stadien können Niereninsuffizienz, Hyperkalzämie, Hyperviskosität und Blutbildveränderungen beobachtet werden.

Im Vordergrund stehende Osteoporosesymptome führen häufig dazu, daß insbesondere seltene Plasmozytomformen mit ossärer Beteiligung zunächst nicht erkannt werden. Schon vor 15 Jahren haben wir über die relativ häufige Fehldiagnose „Osteoporose" beim Vorliegen eines Plasmozytoms berichtet. Auch heute noch werden allzuschnell im klinischen Alltag eine vermehrte Strahlentransparenz und Kompressionsfrakturen der Wirbelsäule mit Osteoporose gleichgesetzt und dabei nicht selten ein Plasmozytom übersehen. Zumeist werden dann Fehldiagnosen gestellt, wenn die genannten charakteristischen Kriterien des Plasmozytoms fehlen.

Es ist evident, daß dabei wertvolle Zeit verlorengehen kann, und daß das Verkennen keiner anderen sekundären Osteoporoseform so verhängnisvoll ist wie die des diffusen multiplen Myeloms.

Wegen der Wichtigkeit der Problematik soll nachfolgend ein typischer Fall mit verspäteter Plasmozytomdiagnose kurz skizziert werden.

Zur Vermeidung der Diagnoseverzögerung des Plasmozytoms bei Patienten mit Rückenschmerzen sollte folgendes beachtet werden:
- ausführliche Anamnese und körperliche Untersuchung,
- Durchführung einer Laboruntersuchung, welche Blutbild, Elektrolyte, Leberwerte, Blutsenkungsgeschwindigkeit, Eiweißelektrophorese sowie gegebenenfalls Immun- und Urinelektrophorese beinhaltet,
- gezielte Röntgenuntersuchungen schmerzhafter Skelettabschnitte (nicht nur Wirbelsäule),
- Ausschluß aller sekundären Osteoporoseformen beim Vorliegen der radiologischen Osteoporosekriterien.

Kasuistik

Der 55jährige Patient wurde uns mit der Diagnose Osteoporose zur stationären Untersuchung zugewiesen. Er gab an, seit 2 Monaten unter starken, in der letzten Zeit oft unerträglichen gürtelförmigen Brustschmerzen zu leiden. Bisher sei er nie ernsthaft krank gewesen. In seinem Heimatkrankenhaus war vor 6 Wochen der Verdacht auf eine Cholezystitis geäußert worden und im Rahmen des dortigen stationären Aufenthaltes als Zufallsbefund ein Deckplatteneinbruch des ersten Lendenwirbelkörpers aufgefallen. Die hiesige körperliche Untersuchung ergab keine Auffälligkeiten.

Folgende *Laborwerte* wurden erhoben: BSG 14/28 mm n. W., alkalische Phosphatase 197 U/ml, Kalzium 2,78 mmol/l, Kreatinin 1,7 mg/dl. Die übrigen Laborwerte einschließlich Blutbild, Elektrolyte, Leberwerte, Amylase, Lipase, Gerinnung, CA 19-9, CEA, Gesamteiweiß, Eiweißelektrophorese, Immunelektrophorese sowie Sammelurin auf Elektrolyte und Bence-Jones-Eiweiß waren unauffällig.

Die *Densitometrie* mit DXA/SPA-Technik ergab eine deutlich herabgesetzte Knochendichte (altersbezogene Werte: LWK 2 – 4 70 %, Oberschenkelhals 85 %, Radius 96 %), so daß auch wir zunächst von einer primären idiopathischen Osteoporose ausgingen.

Auffällig und reproduzierbar war jedoch der leicht erhöhte Serum-Kalzium-Wert, der bei wiederholter Kontrolle kontinuierlich anstieg, wobei der Phosphatwert immer normwertig blieb. Der Parathormonspiegel war im Normbereich. Die daraufhin durchgeführte zytologische *Knochenmarkuntersuchung* (trotz normaler Elektrophorese und Immunelektrophorese!) wies eine dichte Markinfiltration durch vorwiegend unreife Plasmazellen auf, so daß die Diagnose eines therapiebedürftigen nicht-sekretorischen Plasmozytoms gestellt werden konnte. Die Kontrolluntersuchung des Skelettsystems zeigte im Vergleich zu den auswärtigen Aufnahmen eine deutliche Progredienz mit fischwirbelartiger Deformierung von Lendenwirbelkörper 2 und 3 (Abb. **77**) sowie Osteolysen im rechten proximalen Humerus (Abb. **78**), im rechten Femur und Becken. Nach den üblichen kalziumsenkenden Maßnahmen wurde sofort mit einer Chemotherapie begonnen.

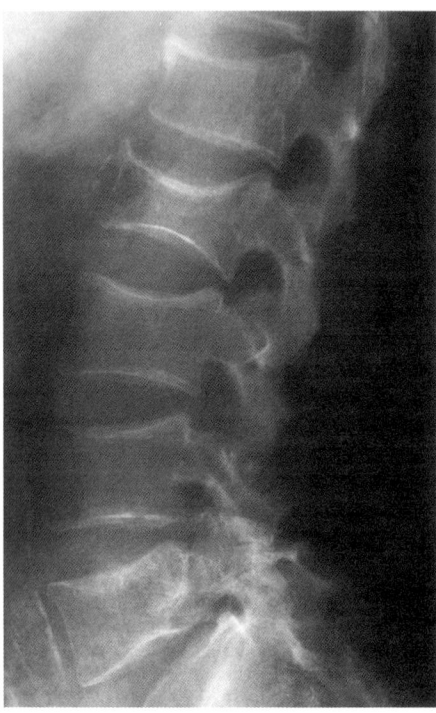

Abb. **77** Seitliche Röntgenaufnahme der Lendenwirbelsäule eines 56jährigen Patienten mit Deckplatteneinbruch bei L1 und fischwirbelartiger Deformierung von L2 und L3: Sekundäre Osteoporose bei nichtsekretorischem Plasmozytom.

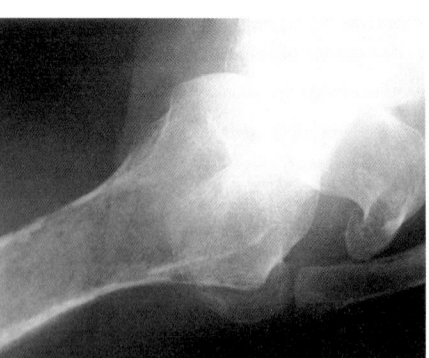

Abb. **78** Proximaler Humerusanteil rechts des gleichen Patienten der Abb. **77**: Multiple intrakortikale zystische Aufhellungen widerlegen die ursprüngliche Osteoporosediagnose.

Oftmals sind gerade die radiologischen Osteoporosekriterien irreführend und erfordern eine sinnvolle Ausnutzung der zur Verfügung stehenden bildgebenden Verfahren. Speziell im unteren Brust- und Lendenwirbelsäulenbereich ist bei unklaren konventionellen Röntgenbefunden die gezielte Kernspintomographie in der Diagnostik überlegen. Wenig hilfreich im Vergleich zur frühen Erkennung metastasenverdächtiger Bezirke bei soliden Tumoren ist das Knochenszintigramm, da hiermit knöcherne Veränderungen durch ein Plasmozytom nur in ca. 45 % der Fälle erkannt werden, so daß diese Methode in der Plasmozytomdiagnostik nur einen geringen Stellenwert hat.

Zu betonen ist, daß auch die Osteodensitometrie unspezifisch ist. Bei der heute weiten Verbreitung entsprechender Geräte wird oft der Fehler begangen, einen erniedrigten Dichtewert mit der Diagnose Osteoporose gleichzusetzen. Im Zweifelsfalle sollte immer eine Knochenmarkpunktion zur Gewinnung von Markausstrichen oder eine Beckenkammbiopsie erfolgen, um ein Plasmozytom sicher ausschließen zu können. Erst eine solche umfangreiche Diagnostik ermöglicht das Erkennen seltener Plasmozytomformen, die sich hinter dem klinischen Bild einer Osteoporose verbergen können. Auf diese Weise kann die verzögerte Einleitung einer unter Umständen nötigen Therapie vermieden werden.

Intestinale Osteopathien

Die intestinalen Osteopathien wurden in Tab. 53 unter den sogenannten komplexen Osteopathien aufgeführt, da neben reinen Osteoporosen oft Mischbilder (Osteoporomalazien) oder auch dominierende
Osteomalazien mit sekundärem Hyperparathyreoidismus vorkommen.
Sie werden hier als 4. Beispiel sekundärer Osteoporosen kurz abgehandelt, da sie differentialdiagnostisch sehr wichtig und therapeutisch gut zu
beeinflussen sind.

In Tab. 58 wird eine Übersicht über Ernährungsstörungen bzw. gastrointestinale Erkrankungen, Pankreas- und Leberaffektionen gegeben,
die eine Osteopathie verursachen können. Bei klinisch relevanten chronischen Magen-Darm-Erkrankungen ist eine Screening-Untersuchung
bezüglich Osteopathie, z.B. durch Osteodensitometrie, durchaus sinnvoll.

Abb. 79 zeigt die Häufigkeit pathologisch erniedrigter Werte bei
Messung der Knochendichte am Radius bei nicht selektionierten Fällen
von Pankreasinsuffizienz, Magen-OP und einheimischer Sprue. Parallel
dazu sind auch laborchemische Parameter zum Screening geeignet. Neben den klinischen Zeichen der Malabsorption (Gewichtsverlust, Unterernährung, Blässe) ist die Hypokalzämie wichtigstes Leitsymptom. Die
Stuhlanamnese ist wichtig und bestärkt sehr oft bereits den Verdacht auf
eine Malabsorption. Weitere wichtige laborchemische Befunde sind Hypokalzurie sowie erhöhte Werte für Parathormon und alkalische
Phosphatase und erniedrigte Vitamin-D-Spiegel im Serum.

Beim Vitamin-D-Mangel können verschiedene Stadien unterschieden werden (Tab. 59), die sich laborchemisch unterscheiden. Beim Stadium II findet sich knochenhistologisch eher eine Osteoporose, beim
Stadium III eine Osteomalazie.

Aus der dann nachzuweisenden gastrointestinalen Störung (Tab. 58)
ergeben sich gelegentlich kausal-therapeutische Ansätze. In jedem
Fall ist eine individuell angepaßte und engmaschig kontrollierte Kal-
zium- und Vitamin-D-Therapie indiziert. Sofern die Malabsorp-
tionssymptomatik nicht zu beseitigen ist, sollte Vitamin D zumindestens im ersten Therapiejahr parenteral appliziert werden, um die
leeren Cholecalciferolspeicher sicher wiederaufzufüllen.

Die schwersten Fälle von intestinaler Osteopathie kommen bei einheimischer Sprue (= gluteninduzierte Enteropathie) vor. Dabei ist die
gastrointestinale Symptomatik oft relativ diskret oder nicht beachtet
worden. Skelettschmerzen können oft einziges Leitsymptom sein
oder gehen anderen Symptomen wie Diarrhö oder hypokalzämischer
Tetanie deutlich voraus. Die unterschiedliche Konstellation der Leit-

Malnutrition

– *Chronische Unterernährung*
  („Hungerosteopathie", Kwashiorkor)
– *Chronische Fehlernährung*
  (parenterale Ernährung, Alkoholabusus)

Maldigestion / Malabsorption

– *Magenresektionen*
  (B-I, B-II, Gastrektomie)
– *Darmresektionen*
– *Dünndarmerkrankungen*
  (Einheimische Sprue, M. Whipple)
– *Entzündliche Darmerkrankungen*
  (M. Crohn, Colitis ulcerosa)
– *Exokrine Pankreasinsuffizienz*
  (chronische Pankreatitis, partielle und totale
  Pankreasresektion)
– *Enzymdefekte*
  (Lactoseintoleranz)
– *Lebererkrankungen*
  (PBC, chronischer Verschlußikterus)

Tab. **58** Ernährungs-
störungen sowie Erkran-
kungen des Magen-
Darm-Trakts und seiner
Anhangsdrüsen, die eine
intestinale Osteopathie
verursachen können.

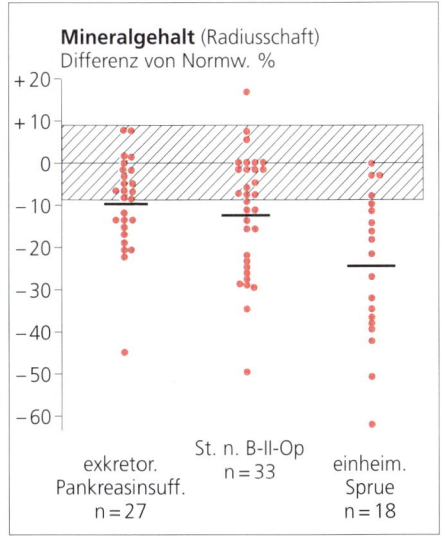

Mineralgehalt (Radiusschaft)
Differenz von Normw. %

Abb. **79** Screening-
Untersuchung auf intesti-
nale Osteopathien bei
drei Formen von chroni-
scher Malabsorption
(SPA-Technik am Radius).

Tab. **59** Verschiedene Stadien des Vitamin-D-Mangels (nach J. C. Gallagher, 1994).

Stadium	$25\text{-}OH\text{-}D_3$	$1,25\text{-}(OH\text{-})D_3$	PTH	Skeletterkrankung
I	30–40 nmol/l	↔	↔	keine
II	< 30 nmol/l	↔/↓	↑	Osteoporose
III	< 17 nmol/l	↓	↑↑	Osteomalazie

Tab. **60** Häufigkeit von Skelettschmerzen, Diarrhöen und Tetanie als klinisches Leitsymptom der einheimischen Sprue bei 47 Patienten.

Primärsymptom	Patienten	
	n	(%)
– Ausschließlich Skelettschmerzen	6	(13)
– Skelettschmerzen, später Diarrhöen und (oder) Tetanie	8	(17)
– Diarrhöen, später Skelettschmerzen und (oder) Tetanie	32	(68)
– Ausschließlich Tetanie	1	(2)

symptome bei einer eigenen Untersuchung von 47 Sprue-Patienten zeigt Tab. **60**.

Der Morbus Crohn erscheint in der Übersicht der sekundären Osteoporose in Tab. **53** unter der Rubrik „parainfektiös/immunogen" gemeinsam mit der chronischen Polyarthritis, andererseits auch in der Auflistung der potentiellen Malabsorptionssyndrome der Tab. **58**. Bei Morbus Crohn ist die Pathogenese der Skelettaffektion vermutlich sehr inhomogen. Der chronisch entzündliche Prozeß per se soll über knochenabbauinduzierende Mediatoren zu Osteopathie führen können. Diese Hypothese ist für die chronische Polyarthritis besser belegt als für den Morbus Crohn. Daneben können im Einzelfall langzeitige Kortikoidmedikation und chronische Malabsorption unterschiedlich stark zur Osteopathie beitragen.

In einer Studie aus unserer Klinik bei 104 Crohnfällen zeigte sich trotz dieser multifaktoriellen Pathogenese eine signifikante Korrelation zwischen kumulativer Kortikoiddosis und den mit DXA-Technik gemessenen Dichtewerten der Lendenwirbelsäule (Abb. **80**).

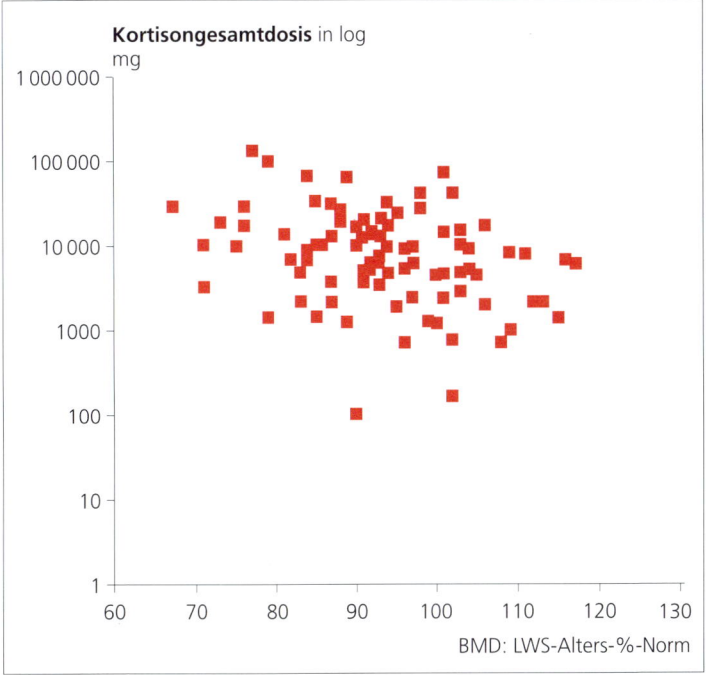

Abb. 80 Knochendichtewerte der LWS bei M.-Crohn-Patienten (n = 104) korrelieren mit der kumulativen Kortisondosis (BMD = Knochenmineralgehalt; r = – 0,33, p < 0,001) (Dissertation R. Tanger, Köln 1994).

Osteoporose
bei Männern

Ohne Zweifel betrifft die Osteoporose in erster Linie das weibliche
Geschlecht, und zwar vor allem
Frauen in der Postmenopause und
im Senium. Dementsprechend hat
sich das in den letzten Jahren sprunghaft angestiegene Interesse an dieser
Volkskrankheit fast ausschließlich auf
die Osteoporose der Frau konzen-
triert.

Der von F. Albright eingeführte Begriff postmenopausale Osteoporose
suggeriert den Östrogenmangel als
dominierenden pathogenetischen
Faktor für die Osteoporoseentwicklung. Tatsächlich liegt der Osteoporoseentstehung ein komplexes Geschehen zugrunde (s. S. 20). Wie
wiederholt dargestellt, sind die
wichtigsten Risikofaktoren der Osteoporose eine niedrige Peak Bone Mass
und ein beschleunigter Verlust im
Rahmen der Knochengewebserneue-
rung (Remodeling). Diese beiden
Faktoren können jedoch außer durch
Östrogenmangel durch eine Vielzahl
anderer Faktoren im Laufe des
Lebens negativ beeinflußt werden.
Von daher ist klar, daß Männer auch
von der Osteoporose betroffen sein
müssen. Das starke Überwiegen
des weiblichen Geschlechts hat teilweise in einer niedrigeren Peak Bone
Mass, vor allem aber im früheren
Verlust der körpereigenen Sexualhormone und in längerer Lebenserwartung im Vergleich zu Männern
seine Ursachen.

Daß die Osteoporose nicht nur
eine Frauenkrankheit ist, wie oft
fälschlich angenommen und z. B.
auch durch den Begriff „Witwenbuckel" verstärkt wird, zeigt der
„Witwerbuckel" der Abb. **75**.

Epidemiologie

Durch epidemiologische Untersuchungen gesicherte Daten zur Osteoporosehäufigkeit gibt es in Deutschland weder für Frauen noch für Männer. Bei der geschätzten Gesamthäufigkeit von 6–8 Mio. Betroffenen ist der Anteil der Männer unklar. Es ist nicht einmal klar, ob sich diese Angabe allein auf primäre oder auch auf sekundäre Osteoporose beziehen soll.

In den letzten Jahren entsteht vielerorts der Eindruck, daß die männliche Osteoporose häufiger wird. Ob dies real ist oder ob nur vermehrt auch auf Männer geachtet wird, ist unklar. Da es eindeutige Hinweise gibt, daß insgesamt die Osteoporose-Inzidenz in den westlichen Industriestaaten zunimmt, dürfte somit anteilmäßig auch die Diagnosefrequenz männlicher Osteoporosen steigen. Einen wichtigen Beitrag liefern dabei vermutlich die zunehmend eingesetzten Osteodensitometriegeräte. Bei Männern mit unklaren Rückenbeschwerden wird heute oft eine Knochendichtemessung durchgeführt, so daß präklinische männliche Osteoporosen erfaßt werden, die früher nicht diagnostiziert wurden.

Da für die klinische Manifestation der Osteoporose die atraumatische Wirbelkörperfraktur das entscheidende Kriterium ist, können aus Angaben über Frakturhäufigkeit gewisse Rückschlüsse auf die Prävalenz männlicher Osteoporosen gezogen werden. In einer röntgenologischen Studie aus den USA an 116 männlichen ambulanten Patienten im Alter von über 65 Jahren ergaben Aufnahmen von Brust- und Lendenwirbelsäule in 11 % mindestens eine signifikante Höhenminderung im Sinne einer Fraktur. 2 % der Männer hatten 2 oder mehr Frakturen. Patienten mit Wirbelsäulentrauma aufgrund starker Krafteinwirkung oder solche mit Keilwirbeln im mittleren Brustwirbelsäulenbereich nach Scheuermann-Krankheit waren von dieser Untersuchung ausgeschlossen worden. D. h. ca. 13 % aller Männer im Alter von über 65 Jahren könnten von der Osteoporose betroffen sein. Bei geschätzten 6–8 Mio. Osteoporosen in Deutschland wäre danach immerhin mit ca. 800 000 männlichen Fällen zu rechnen. Die Anteile von symptomatischen Patienten mit Beschwerden und asymptomatischen Fällen sind dabei jedoch nicht differenziert.

Für weitere Überlegungen der Epidemiologie der Osteoporose des Mannes müssen *primär-idiopathische*, *sekundäre* und *senile Osteoporosen* separat betrachtet werden. Primär-idiopathische Osteoporosen bei Männern sind sicher selten.

Im Prinzip kommen idiopathische Osteoporosen in allen Lebensphasen vor, es gibt aber zwei Häufigkeitsgipfel: Die idiopathische juvenile Osteoporose betrifft Kinder, bevorzugt präpubertär zwischen dem 8. und 14. Lebensjahr. Dieses Syndrom muß von der Osteogenesis imperfecta differentialdiagnostisch abgegrenzt werden (keine Familienanamnese, Fehlen von blauen Skleren und anderen klassischen Befunden).

Die idiopathische Osteoporose bei jungen Männern mit bevorzugtem Befall des Achsenskeletts manifestiert sich nach älteren Literaturangaben gehäuft zwischen dem 22. und 35. Lebensjahr. Typisch ist ein progredienter Verlauf mit therapeutisch kaum beeinflußbaren Zusammensinterungen der Wirbelkörper und entsprechender erheblicher Größenabnahme. Für beide Formen gibt es keine Häufigkeitsangaben. Daneben kommen aber sporadisch primäre Osteoporosen bei Männern auch im höheren Lebensalter vor. Im eigenen großen Patientengut haben wir keine eindeutigen Altersgipfel feststellen können.

Die sekundären Osteoporosen bei Männern treten in allen Lebensphasen auf und sind im Prinzip gleich häufig wie die sekundären Osteoporosen bei Frauen. Der prozentuale Anteil der sekundären Osteoporosen ist jedoch bei Männern wesentlich höher, nach den meisten Studien bei 50% oder darüber.

Auch bei der Abhandlung der senilen Osteoporosen wurden die Männer bereits berücksichtigt. Die Beobachtung, daß etwa ein Drittel aller hüftnahen Femurfrakturen im Alter hochbetagte Männer betrifft (vgl. auch Abb. **55**), legt eine relativ hohe Prävalenz der senilen Osteoporose auch bei Männern nahe. Nach einer eigenen Berechnung ist davon auszugehen, daß von der über 70jährigen deutschen Bevölkerung rund 20% der Männer und 60% der Frauen an einer senilen Osteoporose leiden (vgl. Tab. **41**).

Pathomechanismen

Genetische Ausgangslage sowie Krankheiten und skelettale Noxen, die im Laufe des Lebens auf das Skelett einwirken, determinieren, sich addierend, die jeweils vorhandene Knochenmasse. Das Skelett spiegelt die Biographie des Individuums wider. Bildlich gesprochen, dokumentieren sich gute und schlechte Jahre wie die Wachstumsringe auf einem Baumquerschnitt. Noch treffender ist der Vergleich mit einem Sparbuch. Das Kapital an Knochenmasse hängt von den Einzahlungen in Kindheit und Jugend ab. In der 2. Lebenshälfte nach Überschreiten der Peak Bone Mass wird nur noch Kapital ausgezahlt. Die Knochenmasse nimmt progredient ab. Dies gilt im Prinzip für beide Geschlechter gleich. Bei Frauen wird häufig das Geschehen durch einen stark beschleunigten postmenopausalen Knochenverlust dominiert, so daß sich scheinbar die Pathogenese auf diese Lebensphase reduziert. Die Geschlechtsunterschiede beim altersabhängigen Knochensubstanzverlust wurden bereits dargestellt (vgl. Abb. **59, 60**, Tab. **47**).

Der altersassoziierte oder altersphysiologische Knochenverlust erfolgt bei Männern langsamer als bei Frauen. Unter der Voraussetzung eines normalen altersphysiologischen Knochenabbaus haben Männer somit nur dann das Risiko, eine Osteoporose zu erleben, wenn sie entweder eine niedrige Peak Bone Mass hatten oder wenn sie ein sehr hohes Alter erreichen. Die Peak Bone Mass wird nach Abschluß des Längenwachstums im frühen Erwachsenenalter erreicht. Offenbar bestehen dabei zwischen einzelnen Skelettarealen Unterschiede. An der Wirbelsäule wird z. B. das Maximum mit ca. 21–25 Jahren, am Radius erst mit 35–40 Jahren erreicht. Bei Männern wurde mit verschiedenen densitometrischen Verfahren eine insgesamt höhere Peak Bone Mass als bei Frauen gefunden. Bei Korrektur, bezogen auf Körperstatur oder Body Mass Index, bleibt jedoch zumindest an der Wirbelsäule kaum ein Mehr an Knochensubstanz für die Männer erhalten. Eine höhere Peak Bone Mass an Extremitätenknochen (Radius, Femur) dürfte dagegen bei der Mehrzahl der Männer vorliegen.

Wichtig für die relativ hohe Inzidenz männlicher Osteoporosen ist die Tatsache, daß beim männlichen Geschlecht im Senium die jährlichen Verlustraten an Knochensubstanz sich beschleunigen und schließlich das Ausmaß des weiblichen Geschlechts erreichen (Abb. **60**).

Diagnostik männlicher Osteoporosen

Im ersten Kapitel dieses Buches gegebene Definition der Osteoporose gilt in gleicher Weise für Frauen und Männer (s. S. 3). D.h. auch bei Männern ist der erste Schritt zur Diagnose der Nachweis einer verminderten Knochenmasse bzw. einer erhöhten Knochenbrüchigkeit. Bezugnehmend auf die allgemeinen diagnostischen Ausführungen (vgl. Tab. 26) gelten demnach folgende Schritte:

1. Nachweis einer signifikanten Verminderung der Knochenmasse ohne bislang aufgetretene Frakturen und Ausschluß anderer Osteopathien = *Präklinische Osteoporose*.
2. Nachweis einer verminderten Knochenmasse mittels Osteodensitometrie und röntgenologischer Beleg von Frakturen bei anamnestisch inadäquatem Trauma sowie Ausschluß anderer Osteopathien = *Manifeste Osteoporose*.
3. Der 3. und bei Männern besonders wichtige Schritt ist die *ätiopathogenetische Abklärung*, d.h. im Prinzip die klassische Zuordnung in primäre oder sekundäre Osteoporosen.

Bei der Diagnostik von zahlreichen männlichen Osteoporose-Fällen der letzten Jahre in unserer Klinik hat sich herausgestellt, daß eine Unterscheidung zwischen Osteoporose-Risikofaktoren einerseits und schädigenden Medikamenten oder Grundkrankheiten für sekundäre Osteoporosen andererseits bei der Osteoporose des Mannes nicht sinnvoll ist. Es sollte nur von Risikofaktoren gesprochen werden. Eine Übersicht über die multiplen in Frage kommenden Faktoren wurde bereits in Tab. 5 gegeben.

Klinische Klassifikation

Bei der differentialdiagnostischen Abklärung von Männern mit Verdacht auf vorliegende Osteoporose ist zunächst die klassische Einteilung in primäre Fälle, sekundäre oder senile Osteoporosen anzustreben. Bei der Auswertung des großen eigenen Patientengutes hat sich unter Berücksichtigung der eruierbaren pathogenetischen Faktoren und des Lebensalters eine weitere Differenzierung in 5 Gruppierungen bewährt, indem bei den primären und sekundären Formen je 2 Untergruppen A und B differenziert werden (Tab. 61).

In Abhängigkeit von Röntgenbefund und Knochendichtemessung können in jeder dieser 5 Gruppen Patienten mit präklinischer oder manifester Osteoporose unterschieden werden. Bei der senilen Osteoporose kommen fast nur manifeste Fälle zur Beobachtung.

In einer eigenen Untersuchung an 254 Männern wurden 98 (39 %) als präklinisch und 156 (61 %) als manifest klassifiziert. Die pathogenetische Einteilung ergab 121 (49 %) primäre, 117 (46 %) sekundäre und 16 (6 %) senile Osteoporosen. Die weitere Unterteilung der primären und sekundä-ren Fälle in 2 Subgruppen entsprechend der Tab. 61 ist in Tab. 62 aufgeführt.

Bei Ausklammerung der kleinen Gruppe der senilen Fälle sind von 238 Osteoporosefällen 121 (51 %) als primär und 117 (49 %) als sekundär einzuordnen. Die Patienten mit sekundä-

Tab. 61 Pathogenetische Einteilung der Osteoporose beim Mann.

Gruppe	Definition
1. Primäre, idiopathische Osteoporose	keinerlei Risikofaktoren erkennbar
2. Primäre Osteoporose mit Risiko-faktoren	einer oder mehrere Risikofaktoren; nach Dauer und Intensität nicht aus-reichend für sekundäre Osteoporose
3. Sekundäre monoätiologische Osteoporose	definierte Grundkrankheit oder ein-zelner Risikofaktor verursacht Osteo-porose
4. Sekundäre polyätiologische Osteoporose	mehrere Risikofaktoren ursächlich beteiligt
5. Senile Osteoporose	Patient älter als 70 Jahre; aus-genommen eindeutig sekundäre Fälle

Tab. 62 Pathogenetische Einteilung von 254 Männern mit Osteoporose entsprechend ihrer individuellen Risikofaktoren.

Gruppe	Patienten n	%	mittleres Alter (Jahre)
1. Primäre, idiopathische Osteoporose	76	30	50,9
2. Primäre Osteoporose mit Risikofaktoren	45	18	50,5
3. Sekundäre monoätiologische Osteoporose	59	23	56,4
4. Sekundäre polyätiologische Osteoporose	58	23	52,3
5. Senile Osteoporose	16	6	78,4

rer Osteoporose waren im Mittel etwas älter als diejenigen mit primärer Osteoporose. Ein signifikanter Unterschied bestand bezüglich des Anteils präklinischer und manifester Fälle. Bei 74 % der sekundären Osteoporosen handelte es sich um klinisch manifeste Fälle mit Frakturen, dagegen nur bei 46 % der primären Osteoporosen, d. h. bei sekundären Osteoporosen ist häufiger mit manifesten Fällen zu rechnen.

In Tab. **63** sind für die Klassifikation relevante diagnostische Daten von 3 primären und 3 sekundären männlichen Osteoporosefällen aufgelistet. Ein Vergleich der Einzelfälle zeigt, daß präklinische und manifeste Osteoporosen sich nicht bezüglich der Dichtewerte unterscheiden müssen und daß Achsenskelett und Peripherie unter-

schiedlich beteiligt sein können. So liegt z. B. bei Patient 1 offenbar eine reine Wirbelsäulenosteoporose vor, während bei Patient 6 eine generalisierte Osteoporose aus den Befunden der 3 Meßorte abzulesen ist. Auch die Schmerzen korrelieren nicht immer mit dem Schweregrad der Osteoporose. Die sekundären Osteoporosefälle sind im Mittel älter als die primären. Selbstverständlich liegen von allen Patienten ausführliche Labordaten vor, die nicht in Tab. **63** aufgenommen wurden.

Bei Fall 4 handelt es sich um eine besonders interessante Kasuistik, die nachfolgend kurz skizziert wird: Chronische Rückenschmerzen führten zum Orthopäden, der eine Osteodensitometrie veranlaßte. Es zeigt sich eine nur mäßige Osteopenie an der Lendenwirbelsäule und am Radius bei

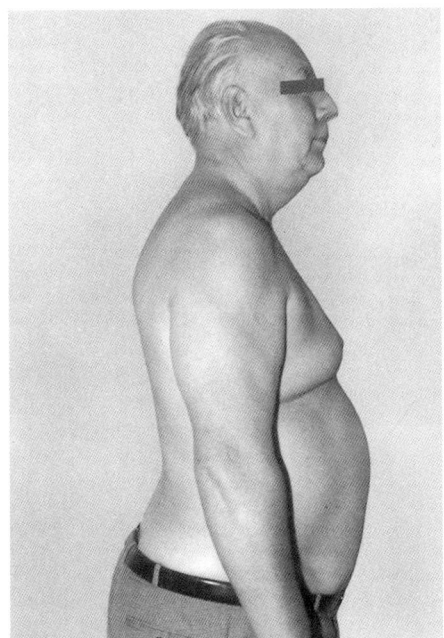

Abb. **81** Seitliche Ansicht des Patienten Nr. 4 der Tab. **63** mit Gynäkomastie und fehlender sekundärer Behaarung.

normalen Werten am proximalen Femur (vgl. Tab. **63**). Die ätiologische Abklärung bei uns ergab bereits vom klinischen Aspekt den Verdacht auf Hypogonadismus bei Adipositas, Gynäkomastie und fehlender männlicher Behaarung (Abb. **81**). Im Röntgenbild der Wirbelsäule fanden sich indirekte Zeichen der Kalksalzminderung mit vermehrter Rahmenzeichnung der Wirbelkörper, aber noch keine Frakturen (Abb. **82**). Laborchemisch bestätigte sich der Verdacht auf Hypogonadismus mit einem Testosteronspiegel i. S. von < 10 ng/dl (250–900) und einem FSH von < 0,5 E/l (bis 10). Damit lag ein hypogonadotroper Hypogonadismus vor. Das Schädel-CT zeigte einen Hypophysentumor, der erfolgreich transnasal entfernt wurde.

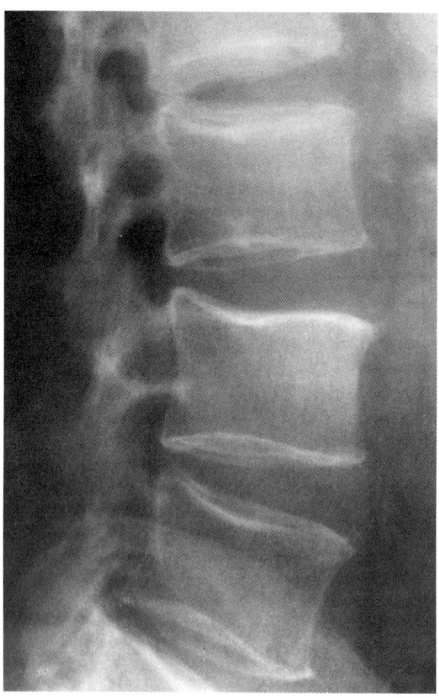

Abb. **82** Unterer Abschnitt der seitlichen Röntgenaufnahme der LWS des Patienten der Abb. **81**: diffuse Kalksalzminderung, noch keine manifeste Osteoporose mit Frakturen.

Tab. **63** Befunde und Klassifikation von je drei Fällen mit primärer und sekundärer Osteoporose.

Nr. Patient	L2–L4	(g/cm^2) Femur-W.	SPA (g/cm^2) Radius 1/3	Wirbel-fraktur	Rücken-schmerzen	Risiko-faktoren	Diagnose
1 E. F., 60 J.	0,846 (65 %)	0,731 (93 %)	0,864 (112 %)	–	++	–	prim. präklin. OPO (achsenskelettbetont)
2 H. L., 50 J.	0,819 (69 %)	0,629 (81 %)	0,615 (78 %)	–	+	Alkohol Nikotin	prim. präklin. OPO (mit Risikofaktoren)
3 G. W., 48 J.	0,787 (64 %)	0,658 (85 %)	0,690 (87 %)	Th 4 Th 12	++	–	prim. manif. OPO
4 W. M., 60 J.	0,998 (87 %)	0,848 (104 %)	0,621 (80 %)	–	++	Hypogonadismus	sek. präklin. OPO (monoätiologisch)
5 H. J., 70 J.	0,773 (65 %)	0,329 (53 %)	0,719 (98 %)	Th 10 L 1,2	+++	CLL	sek. manif. OPO (monoätiologisch)
6 H. G., 64 J.	0,746 (65 %)	0,342 (52 %)	0,435 (57 %)	Th 6 L 1,2	(+)	Hypogonad. Hepatopathie D. m.	sek. manif. OPO (polyätiologisch)

Prävalenz einzelner Risikofaktoren

In der eigenen Studie zur Pathogenese und klinischen Einteilung bei 254 männlichen Osteoporosefällen hatten wir 5 Gruppen unterschieden, bei denen in Gruppe 2–4 (Tab. **62**) definitionsgemäß Risikofaktoren unterschwellig oder maßgeblich beteiligt waren. Es handelt sich bei diesen 3 Gruppen um insgesamt 162 Patienten, d. h. 64 % des gesamten Krankengutes. In Tab. **64** sind die Risikofaktoren nach abnehmender Häufigkeit für die 162 Fälle insgesamt und die 3 genannten Gruppen einzeln aufgelistet. Insgesamt wurden 286 Risikofaktoren, d. h. im Mittel 1,8 pro Fall, gefunden. Die 286 Risikofaktoren waren 24 verschiedenen Kategorien zuzuordnen. Die Glukokortikoidtherapie, der häufigste Risikofaktor, war nur einmal ein unterschwelliger Teilfaktor bei primärer Osteoporose. Bei mono- und polyätiologischen sekundären Osteoporosen war sie gleich häufig beteiligt (24- bzw. 22mal). Die beiden nächst häufigsten Faktoren, Alkohol und Nikotin, waren dagegen wichtig als kombinierte Risikofaktoren bei primärer und sekundärer Osteoporose, nicht aber bei monoätiologischen sekundären Osteoporosen. Die ersten 12 Risikofaktoren der Tab. **64** umfassen etwa 90 % aller beteiligten Faktoren, alle andere waren relativ selten vertreten.

In der Literatur wurde bisher lediglich in 2 Studien in vergleichbarer Weise die Pathogenese der Osteoporose bei Männern analysiert. Beide umfassen kleinere Patientengruppen von 105 bzw. 94 Fällen; allerdings handelte es sich jeweils um manifeste Osteoporosen. In der amerikanischen Studie waren es 35 (33 %) sekundärer Osteoporosen, während in der britischen Studie 54 Fälle (57 %) als sekundär klassifiziert worden waren. Um einen Vergleich mit diesen beiden Studien zu ermöglichen, können aus unserer Untersuchung 140 Männer mit manifester Osteoporose herangezogen werden. Davon wurden 86 als sekundär klassifiziert, d. h. der Anteil der sekundären Osteoporosen liegt bei uns mit 61 % der manifesten Osteoporosen am höchsten.

In Tab. **65** sind die pathogenetischen Faktoren der sekundären manifesten Osteoporosen aller 3 Studien einander gegenübergestellt. Als seltene Ursachen wurden Einzelfälle von Homozystinurie, Immobilisation, Morbus Cushing, milder Niereninsuffizienz und Heparintherapie zusammengefaßt. Die Glukokortikoidtherapie ist in allen 3 Untersuchungen der mit Abstand wichtigste Risikofaktor. Die idiopathische Hyperkalzurie mit und ohne Nierensteine rangiert als zweithäufigste Ursache manifester Osteoporosen. Francis et al. haben diesen Risikofaktor offenbar nicht gewertet. Andere Autoren betonen jedoch die potentielle Rolle einer Hyperkalzurie für die Osteoporose beim Mann.

Wesentlich unterscheidet sich unsere Studie von den beiden anderen im Anteil der kombinierten Ursachen, die wir als polyätiologische sekundäre Osteoporosen klassifiziert haben. Dieser Anteil beträgt in der Studie

Tab. **64** Häufigkeit von Risikofaktoren bei 162 männlichen Osteoporose-Fällen insgesamt und in Zuordnung zu den Gruppen 2–4 der Tab. **61** u. **62**.

Risikofaktor	Gruppen 2–4 (n = 162)	Gruppe 2 (n = 45)	Gruppe 3 (n = 59)	Gruppe 4 (n = 58)
1 Glukokortikoidtherapie	47	1	24	22
2 starker Alkoholkonsum	46	20	2	24
3 starkes Rauchen	42	20	–	22
4 Hypogonadismus	29	9	7	13
5 Hyperkalzurie / Nephrolithiasis	23	3	9	11
6 Hepatopathien	19	4	–	15
7 Morbus Crohn	12	–	1	11
8 Kalzium-Mangelernährung	9	7	–	2
9 Hyperthyreose	9	3	–	6
10 körperliche Inaktivität	8	2	1	5
11 Magenoperation	7	–	2	5
12 diffuses Plasmozytom	6	–	6	–
13 Antikonvulsiva-Therapie	5	1	–	4
14 Thyroxintherapie	4	1	–	3
15 Diabetes mellitus	4	1	–	3
16 chronische Pankreatitis	3	–	–	3
17 milde Niereninsuffizienz	3	1	1	1
18 primärer Hyperpara-thyreoidismus	2	–	–	2
19 gluteninduzierte Entero-pathie	2	–	2	–
20 Heparin-Langzeittherapie	2	–	1	1
21 Morbus Cushing	1	–	1	–
22 systemische Mastozytose	1	–	–	1
23 diffuse Skelettkarzinose	1	–	1	–
24 Osteogenesis imperfecta	1	–	1	–
gesamt	286	73	59	154
Risikofaktoren/Patient	1,8	1,6	1,0	2,7

Tab. 65 Vergleich der pathogenetischen Faktoren manifester sekundärer Osteoporosen bei Männern mit Angaben aus der Literatur.

Faktoren	eigene Studie (n = 86)	Francis et al. (85) (n = 54)	Seeman et al. (83) (n = 35)
Glukokortikoidtherapie	16	15	16
Hyperkalzurie/Nephrolithiasis	9	–	7
neoplastische Erkrankungen	6	7	0
Hypogonadismus	5	5	7
Magenoperationen	2	5	7
Alkohol/Hepatopathien	2	0	1
Osteogenesis imperfecta	1	4	0
Antikonvulsiva-Therapie	0	4	1
seltene Ursachen	3	4	5
kombinierte Ursachen	42	10	7*

* als Einzelursachen mit aufgelistet

von Seemann et al. 7 von 35 (20%), bei Francis et al. 10 von 54 (19%)
und bei uns 42 von 86 (49%). Ein Vergleich von Tab. **64** u. **65** zeigt, daß
sich die Pathogenese der Osteoporose beim Mann weitaus vielfältiger
darstellt bei stärkerer Differenzierung und Einschluß präklinischer Fälle.
Die vom Patienten selbst beeinflußbaren Risikofaktoren bekommen ein
stärkeres Gewicht. Aus dem Vergleich beider Tabellen ist ferner zu erkennen, daß die klassischen Ursachen sekundärer Osteoporosen vor allem bei den monoätiologischen sekundären Osteoporosen gefunden
werden, und daß die sogenannten Osteoporose-Risikofaktoren (u. a. kalziumarme Diät, Alkohol, Nikotin, Inaktivität) eher anteilige Faktoren bei
den primären oder sekundären polyätiologischen Osteoporosen darstellen.

Es gibt hier auch wichtige Ausnahmen: So war eine relativ kurzzeitige Glukokortikoidtherapie in einem Fall als pathogenetischer Teilfaktor
bei primärer Osteoporose anzusehen, und Alkoholkonsum war in 2 Fällen so ausgeprägt, daß er als alleiniger Faktor einer monoätiologischen
Osteoporose gewertet wurde. Hypogonadismus und Hyperkalzurie waren dagegen in allen Gruppen nahezu gleich verteilt. Körperliche Inaktivität ist meist ein Teilfaktor, aber praktisch komplette Immobilität, z. B.
im Rahmen einer neurologischen Grundkrankheit, kann Ursache einer
monoätiologischen sekundären Osteoporose sein, wie in einem unserer
Fälle.

Es wird bestätigt, daß die klassische Unterscheidung zwischen Risikofaktoren und Ursachen sekundärer Osteoporosen im Einzelfall nicht
scharf zu ziehen ist, so daß generell von pathogenetischen Faktoren oder
Risikofaktoren gesprochen werden sollte.

Die praktische Bedeutung einer sorgfältigen klinischen und pathogenetischen Zuordnung männlicher Osteoporosefälle liegt darin, daß nur auf dieser Basis ein adäquates individuelles Therapiekonzept aufgestellt werden kann. Andererseits kann bei einem oder mehreren Risikofaktoren vorsorglich eine Knochendichtemessung indiziert sein.

Behandlungsmöglichkeiten

Für die männliche Osteoporose gibt es bislang relativ wenig publizierte Therapieerfahrungen. Oft sind nur einzelne Patienten oder sehr kleine Gruppen von Männern behandelt worden, letztere meist noch mit uneinheitlicher Pathogenese. Erfahrungen aus Therapiegruppen von Frauen mit einem kleinen Anteil gleichzeitig behandelter Männer sind kaum verwertbar. Überlegungen zur Therapie des Einzelfalles sind von den zugrundeliegenden Pathomechanismen bzw. Risikofaktoren (Tab. 64) und dem klinischen Stadium abhängig zu machen.

Unterschieden werden kann zwischen *Prävention*, *Frühtherapie* und *Therapie*, wobei mit letzterem meist die Behandlung manifester Osteoporosen gemeint ist. Nomenklatur und Grenzziehung zwischen diesen Behandlungsphasen sind keineswegs eindeutig definiert. Ohne Zweifel sind sie jedoch zunehmenden klinischen Schweregraden von Osteoporose zuzuordnen. In Tab. 66 wurde im Gegensatz zur klinischen Stadieneinteilung bei der postmenopausalen Osteoporose, bei der, bezogen auf die DXA-Methode, die Densitometriebefunde in g/cm^2 angegeben werden (vgl. Tab. 24), durch Verwendung von T-Score-Werten eine allgemeingültigere Stadieneinteilung für verschiedene Meßmethoden versucht. Als Grenzwert für die Definition der Osteoporose wurde entsprechend einer aktuellen Empfehlung ein T-Score von − 2,5 SD übernommen. In der rechten Spalte der Tab. 66 sind entsprechend der eigenen Begriffsanwendung die obengenannten 3 Behandlungsphasen zugeordnet.

Bei sekundären Osteoporosen bietet die Grundkrankheit gelegentlich einen kausalen Therapieansatz. Bei nicht kausal zu behandelnden skelettalen Noxen und bei den primären Osteoporosen muß pathogenetisch behandelt werden. D. h. es muß versucht werden, eine positive Kalzium- und Skelettbilanz zu erreichen. Hierfür kommen – abgesehen von Östrogen/Gestagen – grundsätzlich die gleichen Substanzen in Frage wie bei der Osteoporose der Frau (vgl. Tab. 38). Welche Substanzen im Einzelfall eingesetzt werden, muß nach klinischem Stadium, Aktivität der Krankheit, Beschwerden und Alter des Patienten im Einzelfall entschieden werden. Nachfolgend wird nur auf primäre und sekundäre Osteoporosen bei Männern eingegangen, bezüglich der Typ-II-Osteoporose wird auf die Prävention und Therapie im Kapitel „Senile Osteoporose" verwiesen.

Tab. **66** Klinische Osteoporosestadien definiert aus Densitometriebefund und Wirbelfrakturen: Zuordnung der Behandlungsphasen.

Osteoporose-Stadium	Knochendichte (T-Score)	Management
Normalbefund	bis – 1,0	Prävention
Osteopenie, präklinische Osteoporose	– 1,0 bis – 2,5	Frühtherapie
Osteoporose ohne Frakturen	> – 2,5	Therapie
Osteoporose mit Frakturen	> – 2,5	

Prävention und Frühtherapie

Bei Männern mit eindeutigen Risikofaktoren für eine Osteoporose, aber normaler Knochendichte, ist eine eingehende Beratung ausreichend. Vermeidung bzw. Umkehrung der Risikofaktoren ist angezeigt (z. B. Alkoholverzicht, Steigerung der körperlichen Aktivität, kalziumreiche Ernährung). Liegt bereits eine leicht verminderte Knochendichte vor (– 1 bis – 2 Standardabweichungen des mittleren Normwerts junger Männer), gilt im Prinzip das gleiche. Bei Risikofaktoren im Sinne sekundärer Osteoporosen können diese womöglich kausal behandelt werden (z. B. Kortikoidreduktion, Androgensubstitution). Bei jüngeren Männern mit derartig geringgradiger präklinischer Osteoporose ist sicher abwartendes Verhalten zu rechtfertigen.

Primäre Osteoporosen

Für Männer mit hochsignifikanter Knochendichteminderung (> – 2,0 bis – 2,5 Standardabweichungen) und fehlenden pathogenetischen Faktoren (primäre präklinische Osteoporose) ist dagegen eine *Frühtherapie* indiziert. Ziel muß es sein, die zu niedrig angelegte oder reduzierte Knochenmasse zu erhöhen, um eine Manifestation mit Frakturen zu vermeiden. Von einer Androgen- oder Anabolikagabe ist bei diesen nicht hypogonaden Männern u. E. nicht viel zu erwarten. Auch von einer osteoklastenhemmenden Therapie erwarten wir in dieser Situation wenig positive Effekte, da in der Regel kein beschleunigter Knochenabbau vorliegt.

Z. Zt. führen wir bei 60 derartigen Männern eine randomisierte, kontrollierte Studie mit Fluorid plus Kalzium bzw. Kalzium allein durch (mittleres Alter 52 ± 8 Jahre). Das Therapieschema beinhaltet eine relativ niedrig dosierte intermittierende Gabe von Fluorid in Form von Monofluorphosphat (MFP), ergänzt durch Kalzium. Jeweils 3 Monate werden 3 Tabletten Monofluorphosphat plus Kalzium und zusätzlich 500 mg Kalzium in Form von Kalzium-Brausetabletten verabreicht. Dies entspricht 15 mg Fluoridionen und 950 mg Kalzium pro Tag. Im 4. Monat ist Fluoridpause. Es werden lediglich 1000 mg Kalzium pro Tag eingenommen. Dieses 4-Monats-Schema wird regelmäßig wiederholt, d. h. 3 Zyklen pro Jahr. Die Therapie läuft über 3 Jahre. Ausgewählt wurden Fälle mit primärer präklinischer Osteoporose, d. h. Patienten mit signifikanter Knochendichteminderung am Achsenskelett (< 2,5 SD) ohne Wirbelfrakturen und ohne eindeutige ursächliche Faktoren für eine sekundäre Osteoporose. Die Männer wurden randomisiert entweder dem obengenannten intermittierenden Fluorid-Kalzium-Schema oder einer kontinuierlichen Kalziummonotherapie mit 1000 mg Kalzium pro Tag zugeteilt. Therapieziel ist ein Anstieg der Knochendichte auf die altersentsprechende Norm und Vermeidung einer klinischen Manifestation der Krankheit mit Frakturen.

Knochendichtebefunde von allen Patienten nach 12 Monaten, von 44 Männern nach 24 Monaten und von 21 nach 36 Monaten, konnten bereits ausgewertet werden. Tab. 67 gibt eine Übersicht über die mittleren prozentualen Änderungen gegenüber dem Ausgangswert für 6 verschiedene Meßorte. Abb. 83 zeigt die Ergebnisse der Lendenwirbelsäule graphisch. Der Anstieg der Dichtewerte der Fluorid-Kalzium-Gruppe über 36 Monate erfolgt kontinuierlich gegenüber dem leichten Verlust der Kalzium-Kontrollgruppe.

Sehr ähnliche Verläufe ergaben sich auch am proximalen Femur und am distalen Radius, allerdings mit insgesamt geringerem Anstieg. Das bedeutet, Fluorid bewirkt in dieser vorsichtigen Dosierung einen deutlichen Anstieg der Knochendichte der Wirbelsäule nicht auf Kosten der Peripherie. Im Verlauf traten bislang in Gruppe A 2, in Gruppe B 13 Wirbelfrakturen auf, d. h. auch hier ein signifikanter Vorteil für die Fluorid-Kalzium-Gruppe.

Die Fluorid-Kalzium-Therapie wurde vorangehend ausführlicher dargestellt, weil umfangreiche eigene Erfahrungen vorliegen. Selbstverständlich sind andere Therapieschemata etwa mit Calcitonin, Bisphosphonaten, Vitamin-D-Metaboliten u. a. ebenso erprobenswert.

Sekundäre Osteoporosen

Bei monoätiologischen oder polyätiologischen sekundären Osteoporosen, die noch nicht zu Frakturen geführt haben, muß zunächst geprüft werden, ob eine *kausale Therapiemöglichkeit* besteht. In Tab. 68 sind in der oberen Hälfte einige Beispiele aufgeführt. Die entsprechenden Maßnahmen bewirken zunächst nur das Vermeiden eines weiteren Knochensubstanzverlustes. Es kann im weiteren Verlauf besonders bei jüngeren Pa-

Tab. **67** Mittlere Änderung der Knochendichte (BMD) (%) bei Männern mit primärer Osteoporose ohne Wirbelfrakturen in zwei Therapiegruppen:
A = Monofluorphosphat intermittierend plus Kalzium kontinuierlich
B = Nur Kalzium kontinuierlich
(12 Monate n = 60, 24 Monate n = 44, 36 Monate n = 21).

| | Gruppe A (MFP/Ca) | | | Gruppe B (Ca) | | | Mann-Whitney U-Test A/B – 0/36 M |
	12M	24M	36M	12M	24M	36M	
L2–L4	+ 2,6 (± 4,4)	+ 4,9 (± 4,0)	+ 6,9 (± 5,4)	− 0,8 (± 2,8)	− 1,5 (± 2,6)	− 2,2 (± 1,5)	p = 0,0009
Femur (Neck)	− 0,4 (± 3,3)	− 0,1 (± 4,6)	+ 3,2 (± 6,0)	+ 0,6 (± 2,1)	− 0,2 (± 1,8)	− 0,7 (± 2,1)	p = 0,0910
Femur (Ward)	+ 3,6 (± 8,3)	+ 4,3 (± 9,7)	+ 8,5 (± 13,7)	− 2,7 (± 2,4)	− 4,2 (± 1,7)	− 5,5 (± 2,0)	p = 0,0001
Femur (Troch.)	+ 1,5 (± 3,7)	+ 1,6 (± 2,9)	+ 2,3 (± 5,9)	− 0,5 (± 1,8)	− 1,2 (± 1,5)	− 1,6 (± 1,5)	p = 0,0167
Radius 1/3	+ 0,8 (± 5,1)	+ 2,5 (± 3,4)	+ 2,9 (± 3,7)	− 0,2 (± 2,0)	− 1,8 (± 1,4)	− 2,5 (± 1,5)	p = 0,0001
Radius 1/10	+ 3,9 (± 12,7)	+ 9,1 (± 10,7)	+ 11,7 (± 11,6)	− 2,5 (± 3,4)	− 4,4 (± 2,6)	− 5,1 (± 1,1)	p = 0,0019

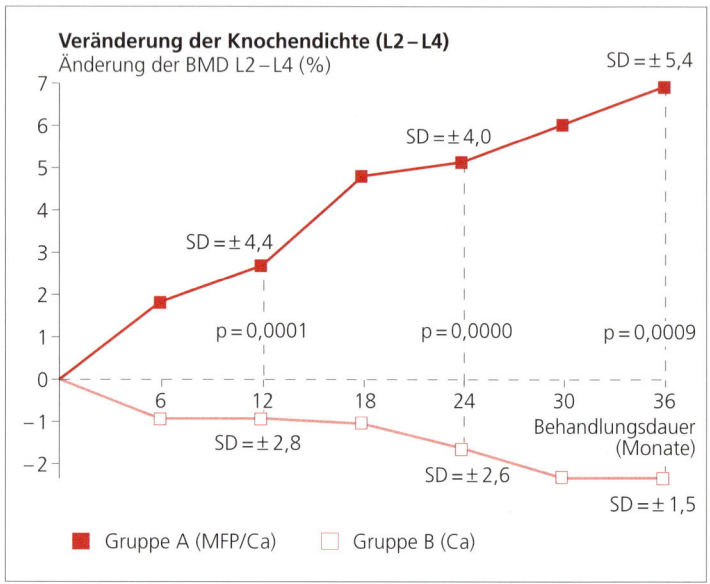

Abb. **83** Änderung der Knochendichte an der LWS während einer Behandlung der primären Osteoporose bei
Männern mit Monofluorphosphat plus
Kalzium oder Kalzium allein.

tienten zu spontanen reparativen Vorgängen am Skelett kommen ohne
zusätzliche osteotrope Medikation. Signifikante spontane Zunahme der
Knochendichtewerte über mehrere Jahre haben wir z.B. nach Neben-
schilddrüsen-Operationen bei primärem Hyperparathyreoidismus oder
adäquater Therapie von Malabsorptionssyndrom beobachtet.

Auch nach definitivem Absetzen einer Kortikoidtherapie wurde kürzlich bei Sarkoidosefällen ein Wiederanstieg der Knochenmasse beschrieben. Oft sind diese Zunahmeraten jedoch unzureichend, um die Patienten einigermaßen sicher vor einem erhöhten Frakturrisiko im späteren
Leben zu schützen. Da trotz differenter Ätiologie die Pathogenese aller
sekundärer Osteoporosen letztendlich einheitlich über eine langfristig
negative Kalzium- und Skelettbilanz läuft, kommt für alle Formen auch
eine (anti-)pathogenetische Therapie entsprechend Tab. **38** zusätzlich
oder allein in Frage.

Kausale Therapie z. B.:

– Thyreostatika bei Hyperthyreose
– Androgene bei männlichem Hypogonadismus
– Operation bei M. Cushing, Hyperthyreose, primärem Hyperparathyreoidismus
– Zytostatika beim Plasmozytom
– Absetzen von Glukokortikoiden, Heparin u. a.
– glutenfreie Diät bei einheimischer Sprue

Pathogenetische Therapie

– *Positivierung der Kalziumbilanz*
kalziumreiche Diät, orale Kalziumsupplemente; Vitamin D, D-Metaboliten, Thiazide, Kalziumzitrat
– *Positivierung der Skelettbilanz*
Hemmung der Knochenresorption: Calcitonine, Bisphosphonate, D-Metaboliten
Stimulation der Knochenformation: Monofluorphosphat, Natriumfluorid, Anabolika

Tab. **68** Kausale und pathogenetische Therapie bei sekundären Osteoporosen (Männer).

Tab. **69** Differentialtherapie bei sekundären Osteoporosen.

High-turnover-Osteoporose	*Low-turnover-Osteoporose*
z. B.:	z. B.:
– Hyperthyreose	– Diabetes mellitus
– nicht operabler primärer Hyperparathyreoidismus	– Status n. Op. bei Cushing-Syndrom
– Inaktivitätsosteoporose	– Status n. Op. bei primärem Hyperparathyreoidismus
– fortlaufende Kortikoidmedikation	– frühere Kortikoidmedikation
Osteoklastenhemmer (z. B. Calcitonin + Kalzium)	Osteoblastenstimulatoren (z. B. NaF, MFP + Kalzium)

Im Gegensatz zu den primär-idiopathischen Osteoporosen, bei denen ein hoher Knochenumsatz nur durch Messung biochemischer Marker oder durch eine Beckenkammhistologie verifiziert werden kann, ist zumindest bei monoätiologischen sekundären Osteoporosen in gewissem Grade aus den jeweiligen Noxen ein Rückschluß auf High- oder Low-turnover-Osteoporose möglich. Tab. 69 gibt einige Beispiele von sekundären Osteoporosen, bei denen dementsprechend primär eine Therapie mit Osteoklastenhemmung oder Osteoblastenstimulation zu erwägen ist.

Behandlung der manifesten Osteoporosen

Bei manifesten Osteoporosen geht es im Gegensatz zu den bisherigen Ausführungen primär und dringlich um die ersten beiden Punkte der Tab. **70**.

▪ Besonders wichtig ist es, im Rahmen der initialen Diagnostik ein Vertrauensverhältnis aufzubauen. Sorgen und Ängste des Patienten müssen abgebaut, berufliche Perspektiven müssen diskutiert werden, oft sind die Patienten durch chronische Schmerzen und falsche Information über die Krankheit mutlos und depressiv. Der Patient muß im wörtlichen Sinne „aufgebaut" werden. Nur auf dem Boden eines Vertrauensverhältnisses kann für die langfristige nachfolgende Therapie eine gute Compliance erzielt werden.

▪ Eine adäquate analgetische Therapie hat das Ziel, schädliche Immobilität möglichst kurzzuhalten. Neben der Analgetikaverordnung ist hier die Bedeutung von physikalischer Therapie und Krankengymnastik außerordentlich hoch.

▪ Der 3. Punkt, das Fernziel, besteht darin, weitere Frakturen in der Zukunft nach Möglichkeit zu vermeiden. D. h., es muß weiterer Knochenabbau gehemmt bzw. neue Knochensubstanz aufgebaut werden und daneben eine positive Kalziumbilanz sichergestellt sein. Es gilt also die gleiche „pathogenetische Therapie" wie bei allen Osteoporoseformen (vgl. Tab. **68**). Die Sicherstellung einer positiven Kalziumbilanz gelingt in der Regel durch ein hohes Kalziumangebot von 1000–1500 mg pro Tag in Form von kalziumreicher Diät allein oder in Kombination mit oralen Kalziumsupplementen. Vitamin D, D-Metaboliten oder Thiaziddiuretika sind nur in besonderen Fällen indiziert.

Bei der Therapie mit osteotropen Medikamenten ergeben sich wie bei Prävention und Frühtherapie (s. o.) Unterschiede bei primären und sekundären Osteoporosen.

Tab. **70** Haupttherapieziele bei manifesten Osteoporosen.

1. *Arzt-Patienten-Verhältnis*
   Sorgfältige, ehrliche Information des Patienten; Ermutigung, Abbau von
   Ängsten; Schaffung eines Vertrauensverhältnisses.

2. *Schmerzbehandlung*
   Medikamentös-analgetisch, physikalisch-balneologisch, Krankengymnastik.

3. *Vermeiden neuer Frakturen*
   Positivierung der Kalziumbilanz, Positivierung der Skelettbilanz.

Primäre Osteoporosen

Bei *juvenilen Osteoporosen* ist die Therapieentscheidung besonders schwierig. Gesicherte Therapiedaten existieren nicht. Einzelfälle wurden mit Wachstumshormonen oder humanem Calcitonin ohne eindeutigen Erfolg behandelt. Bei präpubertären Knaben sollte nach eigener kasuistischer Erfahrung nur unterstützend mit kalziumreicher Diät, evtl. Kalziumsupplementen und intensiver Gymnastik und Bewegungstherapie behandelt werden. Oft kommt es im Rahmen des pubertären Wachstumsschubes zu einem deutlichen Anstieg der Knochendichtewerte. Auch bei postpubertären Jugendlichen, die sich noch vor der Peak Bone Mass befinden, ist unter einer derartigen „abwartenden Unterstützung" oft eine Besserung zu erzielen.

Therapieversuche mit Calcitonin, Bisphosphonaten oder Fluorid können bei ausgeprägten Fällen begonnen werden. Bei starken Beschwerden und progressivem Verlauf kommt eher eine Behandlung mit Calcitonin oder einem Bisphosphonat in Frage, bei inaktiver Osteoporose eher eine primäre Behandlung mit einem Fluorid und Kalzium.

(Einzelfälle von idiopathischer Osteoporose bei Männern in der 3. und 4. Lebensdekade wurden beschrieben, die auch bei polypragmatischer Therapie absolut therapierefraktär progressiv verliefen. Hierfür wurde der Begriff maligne Osteoporose geprägt. Ob es sich um eine besondere nosologische Entität handelt, ist nicht bewiesen.)

Bei *Männern nach dem 40. Lebensjahr* sollte in jedem Fall eine medikamentöse Behandlung mit dem Ziel versucht werden, weiteren Knochenabbau zu hemmen und Knochenaufbau zu fördern. In einer einjährigen exerimentellen Studie an 8 Männern (Altersdurchschnitt 50 Jahre) konnte mit synthetischem humanem Parathormon und Calcitriol ein Anstieg der trabekulären Knochendichte an der Wirbelsäule erreicht werden.

Bei primären Osteoporosen mit potentiell beteiligten unterschwelligen Risikofaktoren ist selbstverständlich neben den dargestellten Maßnahmen eine Risikofaktorenberatung und ggf. -bekämpfung durchzuführen (z. B. Nikotinverzicht, Alkoholreduktion, kalziumreiche Diät). Ein spezifischer Therapieansatz könnte die Gabe von Thiaziddiuretika bei Patienten mit reproduzierbarer Hyperkalzurie sein. Kontrollierte Therapiedaten liegen hierfür nicht vor, der präventive Effekt einer langfristigen Thiazidgabe auf die Frakturinzidenz ist jedoch belegt.

Sekundäre Osteoporosen

Bei sekundären manifesten Osteoporosen stehen in gleicher Weise Schmerztherapie und Aufbau eines Vertrauensverhältnisses für die weitere langfristige Behandlung am Anfang.

Für die positive Beeinflussung der Kalzium- und Skelettbilanz ergeben sich, wie bei der Prävention und Frühtherapie bereits erwähnt, bei einem Teil der sekundären Osteoporosen *kausale Behandlungsansätze* (vgl. Tab. **68**).

Besonders wichtig ist unter diesen die *Androgensubstitution* bei primärem und sekundärem männlichen Hypogonadismus. In einer Studie an 21 Männern mit idiopathischem hypogonadotropem Hypogonadismus stieg die Knochendichte unter Androgensubstitution signifikant an. Dabei war der Therapieeffekt günstiger bei Männern mit unreifem Skelett und noch offenen Epiphysenfugen. Dies entspricht deutschen Erfahrungen, daß bei verspätetem Einsatz einer Hormonsubstitution bei hypogonaden Männern der eingetretene Verlust von Knochenmasse nicht mehr aufzuholen ist. Nach *operativer Beseitigung eines Cushing-Syndroms* ist nach verschiedenen Kasuistiken und kleinen Fallsammlungen ein spontaner Wiederanstieg der Knochenmasse beschrieben worden. Das gleiche gilt für die Inaktivitätsosteoporose nach längerer Bettruhe bei jüngeren Männern, welche die Peak Bone Mass noch nicht erreicht haben.
Andererseits konnte bei irreversibler Immobilisierung nach hohem Querschnittstrauma bei jungen Männern der dann offenbar sehr akute Knochenverlust der ersten 100 Tage durch *Lachscalcitonin-Injektionen* vermieden werden. Nach *operativer Therapie des primären Hyperparathyreoidismus* kommt es nach eigenen langfristigen Nachuntersuchungen bei Männern spontan zu einem Wiederanstieg der Knochenmasse am Radius. Dabei wird aber, insgesamt gesehen, bei 5jähriger Nachbeobachtung die altersentsprechende Norm nicht erreicht, so daß diese Patienten mit einem verbleibenden Defizit an Knochenmasse ein erhöhtes Osteoporoserisiko behalten. D. h. eine osteoanabole Zusatztherapie erscheint in ausgewählten Fällen indiziert.
Bei sekundären Osteoporosen ohne kausale Therapieansätze bleibt wie bei der Prävention nur eine pathogenetische Behandlung mit einem oder mehreren Medikamenten der Tab. **68**. Bei den polyätio-

logischen sekundären Osteoporosen gilt selbstverständlich ebenso, daß die gefundenen pathogenetischen Teilfaktoren soweit wie möglich kausal behandelt werden. Da bei diesen Fällen die Osteoporosen in der Regel ausgeprägter sind als bei den monoätiologischen, ist praktisch immer parallel mit einer knochenumbaumodulierenden Medikation zu beginnen. Kontrollierte Therapiestudien liegen auch hierfür bislang nicht vor.

Ausgewählte Literatur zu den einzelnen Kapiteln

Definition, Einteilung und sozioökonomische Bedeutung

1 Albright, F.: Osteoporosis. Ann. intern. Med. 27, 861–882 (1947)

2 Consensus Development Conference: Diagnosis, Prophylaxis and Treatment of Osteoporosis. Amer. J. Med. 94, 646–650 (1993)

3 Ringe, J. D.: Osteoporose. Diagnose, Prophylaxe und Therapie. Arzneimitteltherapie 11, 302–303 (1993)

4 Riggs, B. L., Melton, L. J., III. (Eds.): Osteoporosis. Etiology, Diagnosis, and Management. Raven Press, New York 1988

5 Ringe, J. D. (Hrsg.): Osteoporose. Pathogenese, Diagnostik, Therapiemöglichkeiten. Walter de Gruyter, Berlin 1991

6 Nordin, B. E. C.: The definition and diagnosis of osteoporosis. Calcif. Tissue Int. 40, 57–58 (1987)

7 Ringe, J. D.: Progressionshemmung bei Verminderung der Knochenmasse und manifester Osteoporose. Internist 34, 300–306 (1993)

8 Dambacher, M. A.: Praktische Osteologie. Thieme, Stuttgart 1982

9 Nordin, B. E. C.: Osteoporosis. In: Bone and joint disease in the elderly. Ed.: V. Wright, pp. 167–180. Churchill-Livingstone, Edinburgh 1983

10 Melton, L. J., III, O'Fallon, W. M., Riggs, B. L.: Secular trends in the incidence of hip fractures. Calcif. Tissue Int. 41, 57–64 (1987)

11 Melton, L. J., Chrischilles, E. A., Cooper, C., Lane, A. W., Riggs, B. L.: Perspective. How many women have osteoporosis? J. Bone Min. Res. 7, 1005–1010 (1992)

12 Ringe, J. D.: Epidemiologie der Osteoporose. In: Osteoporose. Hrsg.: H. H. Schild, M. Heller, pp. 1–6, Georg Thieme Verlag, Stuttgart 1992

13 Kunczik, T., Ringe, J. D.: Osteoporose: Eine Herausforderung für die Zukunft. Dt. Ärzteblatt, 91, A 1126–1129 (1994)

Allgemeine Pathophysiologie

14 Raisz, L. G.: Local and systemic factors in the pathogenesis of osteoporosis. N. Engl. J. Med. 318, 818–828 (1988)

15 Peck, W. A.: The pathogenesis of postmenopausal osteoporosis. In: Osteoporosis. Physiological basis, assessment and treatment. (pp. 3–6) Eds.: H. F. DeLuca, R. B. Mazess. Elsevier, New York 1990

16 Dempster, D. W., Lindsay, R.: Pathogenesis of osteoporosis. Lancet 341, 797–801 (1993)

17 Schulz, A.: Knochenzellen. In: Osteoporose. Pathogenese, Diagnostik und Therapiemöglichkeiten. Hrsg.: J. D. Ringe, pp.: 69–80. Walter de Gruyter, Berlin 1991

18 Burckhardt, P., Michel, Ch.: The peak bone mass concept. Clin. rheumatol. 8, Suppl. 2, 16–21 (1989)

19 Heaney, R. P.: Nutritional factors in osteoporosis. Ann. Rev. Nutr. 13, 287–316 (1993)

20 Schaafsma, G., van Beresteyn, E. C. H., Raymakers, J. A., Duursma, S. A.: Nutritional aspects of osteoporosis. Wld. Rev. Nutr. Diet. 49, 121–159, Karger, Basel 1987

21 Hötzel, D., Zittermann, A.: Ernährung und primäre Osteoporose. Akt. Ernähr.-Med. 15, 241–250 (1990)

22 Dequeker, J., Nijs, J., Verstraeten, A., Geusens, P., Gevers, P.: Genetic determinants of bone mineral content at the spine and radius: a twin study. Bone 8, 207–209 (1987)

23 Nordin, B. E. C., Morris, H. A.: Osteoporosis and vitamin D. J. Cell. Biochem. 49, 19–25 (1992)

24 Morrison, N. A., Qi, J. C., Tokita, A., Kelly, P. J., Crofts, L., Nguygen, T. V., Sambrook, P. N., Eisman, J. A.: Prediction of bone density from vitamin D receptor alleles. Nature 367, 284–287 (1994)

25 Lutz, J.: Calcium balance and acid-base status of women as affected by increased protein intake and by sodium bicarbonate intake. Amer. J. Clin. Nutr. 39, 281–288 (1984)

26 Margen, S., Chu, J. Y., Kaufman, N. A.: Studies in calcium metabolism: I. The calciuretic effect of dietary protein. Amer. J. Clin. Nutr. 27, 584–589 (1974)

27 Rico, H.: Minerals and osteoporosis. Osteoporosis Int. 2, 20–25 (1991)

28 Anderson, J. J. B.: The role of nutrition in the functioning of skeletal tissue. Nutr. Reviews 50, 388–394 (1992)

29 Eastell, R., Calvo, M. S., Burrit, M. F., Offord, K. P., Russell, R. G. G., Riggs, B. L.: Abnormalities in circadian patterns of bone resorption and renal calcium conservation in type I osteoporosis. J. Clin. Endocrinol. Metab. 74, 487–494 (1992)

30 Burnell, J. M., Baylink, D. J., Chestnut, C. H., Teubner, E. J.: The role of skeletal calcium deficiency in postmenopausal osteoporosis. Calcif. Tissue Int. 38, 187–192 (1986)

31 Ringe, J. D.: Steigerung der oralen Calciumzufuhr – Nutzen oder Risiko? Dtsch. med. Wschr. 113, 1329–1334 (1988)

32 Chan, G. M.: Dietary calcium and bone mineral status of children and adolescents. Amer. J. Dis. Child. 145, 631–634 (1991)

33 Sentipal, J. M., Wardlaw, G. M., Mahaan, J., Matkovic, V.: Influence of calcium intake and growth indexes on vertebral bone mineral density in young females. Amer. J. Clin. Nutr. 54, 425–428 (1991)

34 Dwyer, J. T.: Nutritional consequences of vegetarianism. Ann. Rev. Nutr. 11, 61–91 (1991)

35 Cooper, C., Melton, L. J.: Vertebral fractures. How large is the silent epidemic? Brit. med. J. 304, 793–794 (1992)

36 Alffram, P. A., Bauer, G. C. H.: Epidemiology of fractures of the forearm. J. Bone Jt. Surg. 44-A, 105–114 (1962)

37 Melton, L. J., Wahner, H. W., Richelson, L. S., O'Fallon, W. M., Riggs, B. L.: Osteoporosis and the risk of hip fracture. Amer. J. Epidem. 124, 254–261 (1986)

38 Cooper, C., Campion, G., Melton, L. J.: Hip fractures in the elderly: a world-wide projection. Osteoporosis Int. 2, 285–289 (1992)

Krankheitsbild Osteoporose

39 Kuhlencordt, F., Kruse, H.-P.: Osteoporose. In: Handbuch der Inneren Medizin, Bd. 6, Teil 1 B, 675–749, Hrsg. F. Kuhlencordt, H. Bartelheimer, Springer, Berlin 1980

40 Ringe, J. D. (Hrsg.): Osteoporose. Pathogenese, Diagnostik und Therapiemöglichkeiten. Walter de Gruyter, Berlin 1991

41 Dequeker, J.: The relationship between osteoporosis and osteoarthritis. Clin. Rheum. Dis. 11, 271–296 (1985)

42 Minne, H. W., Wüster, Ch., Ziegler, R.: Pathogenese, Diagnose, Prophylaxe und Therapie der Osteoporosen des alten Menschen. Inn. Med. 13, 231–236 (1986)

43 Ringe, J. D.: Die Diagnose der Osteoporose. Praxisreihe Sandoz, Nürnberg 1987

44 Ringe, J. D.: Crush fracture and bone pain. In: Trends and perspectives in the diagnosis and management of osteoporosis. Ed.: W. A. Peck, pp. 41–50, Parthenon Publishing, Casterton Hill 1989

45 Leidig, G., Minne, H. W., Sauer, P., Wüster, C., Wüster, J., Lojen, M., Raue, F., Ziegler, R.: A study of complaints and their relation to vertebral destruction in patients with osteoporosis. Bone and Mineral 8, 217–229 (1990)

Allgemeine Diagnoseprinzipien

46 Felsenberg, D., Kalender, W., Rüegsegger, P.: Osteodensitometrische Untersuchungsverfahren. Darstellung der Methoden und Qualitätssicherungsmaßnahmen. Osteologie 2, 123–138 (1993)

47 Melton, L. J., III, Atkinson, E. J., O'Fallon, W. M., Wahner, H. W., Riggs, B. L.: Long-term fracture prediction by bone mineral assessed at different skeletal sites. J. Bone Min. Res. 8, 1227–1233 (1993)

48 Ringe, J. D., Fischer, M., Wahner, H. W.: Diagnostik des Osteoporoserisikos. Neue Entwicklungen und State of the Art 1994. Dtsch. Med. Wschr. 119, 1289–1295 (1994)

49 Reiners, Ch.: Nicht-invasive quantitative Knochendichtebestimmung. In: Osteoporose. Pathogenese, Diagnostik und Therapiemöglichkeiten. Hrsg.: J. D. Ringe, Walter de Gruyter, Berlin 1991

50 Felsenberg, D., Fischer, M., Kempers, B., Ringe, J. D., Rüegsegger, P.: Osteodensitometrie – eine Standortbestimmung. Orthop. Praxis 6, 398–404 (1991)

51 Mazess, R., Chesnut, C. H., McClung, M., Genant, H.: Enhanced precision with dual-energy x-ray absorptiometry. Calcif. Tissue Int. 51, 14–17 (1992)

52 Meema, H. E., Meema, S.: Postmenopausal osteoporosis: Simple screening method for diagnosis before structural failure. Radiology 164, 405–410 (1987)

53 Minne, H. W., Leidig, G., Wüster, C., Siromachkostov, L., Baldauf, G., Bickel, R., Sauer, P., Lojen, M., Ziegler, R.: A newly developed spine deformity index (SDI) to quantitate vertebral crush fractures in patients with osteoporosis. Bone and Mineral 3, 335–349 (1988)

54 Sauer, P., Leidig, G., Minne, H. W., Duckeck, G., Schwarz, W., Siromachkostov, L., Ziegler, R.: Spine deformity index (SDI) versus other objective procedures of vertebral fracture identification in patients with osteoporosis: A comparative study. J. Bone Min. Res. 6, 227–238 (1991)

55 Seibel, M. J., Robins, S. P., Bilezikian, J. P.: Urinary pyridinium crosslinks of collagen. Specific markers of bone resorption in metabolic bone disease. T. E. M. 3, 263–270 (1992)

56 Garnero, P., Delmas, P. D.: Assessment of serum levels of bone alkaline phosphatase with a new immunoradiometric assay in patients with metabolic bone disease. J. Clin. Endocrinol. Metab. 77, 1046–1053 (1993)

57 Genant, H. K., Vogler, J. B., Block, J. E.: Radiology of osteoporosis. In: Osteoporosis. Etiology, Diagnosis, and Management. Eds.: B. L. Riggs, L. J. Melton III. Raven Press, New York 1988

58 Ringe, J. D.: Klinik und Diagnose. In: Osteoporose. Pathogenese, Diagnostik und Therapiemöglichkeiten. Hrsg.: J. D. Ringe. Walter de Gruyter, Berlin 1991

59 Pfeilschifter, J.: Der Knochenstoffwechsel und seine Aktivitätsparameter. Internist 31, 727–736 (1990)

60 Delmas, P. D.: Clinical use of biochemical markers of bone remodeling in osteoporosis. Bone 13, S 17–S 21 (1992)

Postmenopausale Osteoporosen

61 Albright, F., Bloomberg, F., Smith, P. H.: Postmenopausal osteoporosis. Trans. Assoc. Amer. Phys. 55, 298–305 (1940)

62 Aloia, J. F., Cohn, S. H., Vaswani, A., Yeh, J. K., Yuen, K., Ellis, K.: Risk factors for postmenopausal osteoporosis. Amer. J. Med. 78, 95–100 (1985)

63 Pouilles, J. M., Tremollieres, F., Ribot, C.: The effects of menopause on longitudinal bone loss from the spine. Calcif. Tissue Int. 52, 340–343 (1993)

64 Eriksen, E. F., Colvard, D. S., Berg, N. J., Graham, M. L., Mann, K. G., Spelsberg, T. C., Riggs, B. L.: Evidence of estrogen receptors in normal human osteoblast-like cells. Science 241, 84–86 (1988)

65 Adami, S., Gatti, D., Bertoldo, F., Rossini, M., Fratta-Psini, A., Zamberlan, N., Facci, E., Lo Cascio, V.: The effects of menopause and estrogen replacement therapy on the renal handling of calcium. Osteoporosis Int. 2, 180–185 (1992)

66 Rüegsegger, P., Müller, A., Dambacher, M. A., Ittner, J., Willi, J., Kopp, H. G.: Knochenabbau bei Patientinnen mit Anorexia nervosa. Schweiz. med. Wschr. 118, 233–238 (1988)

67 Cundy, T., Evans, M., Roberts, H., Wattie, D., Ames, R., Reid, I. R.: Bone density in women receiving depot medroxyprogesterone acetate for contraception. Brit. Med. J. 303, 13–16 (1991)

68 Nordin, B. E. C., Horsman, A., Marshall, D. H.: Calcium requirement and calcium therapy. Clin. Orthop. 140, 216–239 (1979)

69 Adland-Davenport, P., McKenzie, M. W., Notelovitz, M., McKenzie, L. C., Pendergast, J. F.: Thiazide diuretics and bone mineral content in postmenopausal women. Amer. J. Obstetr. Gynecol. 152, 630–634 (1985)

70 Baran, D. T., Sorensen, A., Grimes, J., Lew, R., Karelas, A., Johnson, B., Roche, J.: Dietary modification with dairy products for preventing vertebral bone loss in premenopausal women: A three year prospective study. J. Clin. Endocrinol. Metab. 70, 264–270 (1990)

71 Ringe, J. D.: The risk of nephrolithiasis with oral calcium supplementation. Calcif. Tissue Int. 48, 69–73 (1991)

72 Ettinger, B.: Role of calcium in preserving the skeletal health of aging women. South. Med. J. 85, Suppl. 2, 22–30 (1992)

73 Reid, I. R., Ames, R. W., Evans, M. C., Gamble, G. D., Sharpe, S. J.: Effect of calcium supplementation on bone loss in postmenopausal women. N. Engl. J. Med. 328, 460–464 (1993)

74 Elders, P. J. M., Lips, P., Netelenbos, J. C., van Ginkel, F. C., Khoe, E., van der Vijgh, W. J. F., van der Stelt, P. F.: Long-term effect of calcium supplementation on bone loss in perimenopausal women. J. Bone Min. Res. 9, 963–970 (1994)

75 Lindsay, R.: Prevention and treatment of osteoporosis. Lancet 341, 801–805 (1993)

76 Schneider, H. P. G., Dören, M.: Langzeitige Östrogen-Gestagen-Substitution. In: Osteoporose. Pathogenese, Diagnostik und Therapiemöglichkeiten. Hrsg.: J. D. Ringe. W. de Gruyter, Berlin 1991

77 Felson, D. T., Zhang, Y., Hannan, M. T., Kiel, D. P., Wilson, P. W. F., Anderson, J. J.: The effect of postmenopausal estrogen therapy on bone density in elderly women. N. Engl. J. Med. 329, 1141–1146 (1993)

78 Ettinger, B., Grady, D.: The waning effect of postmenopausal estrogen therapy on osteoporosis. N. Engl. J. Med. 329, 1192–1193 (1993)

79 Ringe, J. D., Meiss, F.: Vermeidung früh-postmenopausaler Knochensubstanzverluste durch transdermale Östrogensubstitution. Dtsch. med. Wschr. 118, 769–773 (1993)

80 Affinito, P., Di Carlo, C., Primizia, M., Petrillo, G., Napolitano, V., Tremolaterra, F., Nappi, C.: A new fluoride preparation for the prevention of postmenopausal osteoporosis: calcium monofluorophosphate. Gynecol. Endocrinol. 7, 201–205 (1993)

81 Pouilles, J. M., Tremollieres, F., Causse, E., Louvet, J. P., Ribot, C.: Fluoride therapy in postmenopausal osteopenic women: Effect on vertebral and femoral bone density and prediction of bone response. Osteoporosis Int. 1, 103–109 (1991)

82 Pouilles, J. M., Tremollieres, F., Ribot, C.: Prevention of postmenopausal bone loss with 1α-hydroxy-vitamin D. A three year prospective study. Clin. Rheumatol. 11, 492–497 (1992)

83 Sebastian, A., Harris, S. T., Ottaway, Z. H., Todo, K. M., Morris, R. C.: Improved mineral balance and skeletal metabolism in postmenopausal women treated with potassium bicarbonate. N. Engl. J. Med. 330, 1776–1781 (1994)

84 Ross, P. D., Davis, J. W., Epstein, R. S., Wasnich, R. D.: Pre-existing fractures and bone mass predict vertebral fracture incidence in women. Ann. Intern. Med. 114, 919–923 (1991)

85 Burckhardt, P., Burnand, P.: The effect of treatment with calcitonin on vertebral fracture rate in osteoporosis. Osteoporosis Int. 3, 24–30 (1993)

86 Felder, M., Dambacher, M. A., Wagenhäuser, F. J.: Die Behandlung der Schmerzen bei Osteoporose. Schweiz. med. Wschr. 112, 60–64 (1982)

87 Burckhardt, P.: Kalzium in der Prävention und der Behandlung der Osteoporose. Therap. Umschau 48, 107–112 (1991)

88 Dequeker, J., Geusens, P.: Anabolic steroids and osteoporosis. Acta Endocrinol. Vol. 110, Suppl. 271, 45–52 (1985)

89 Mamelle, N., Dusan, R., Martin, J. L., Prost, A., Meunier, P. J., Guillaume, M., Gaucher, A., Zeigler, G., Netter, P.: Risk-benefit ratio of sodium fluoride treatment in primary vertebral osteoporosis. Lancet II, 361–365 (1988)

90 Riggs, B. L., Hodgson, S. F., O'Fallon, W. M., Chao, E. Y. S., Wahner, H. W., Muhs, J. M., Cedel, S. L., Melton, J. L., III: Effect of fluoride treatment on the fracture rate in postmenopausal women with osteoporosis. N. Engl. J. Med. 322, 802–809 (1990)

91 Delmas, P. D., Dupuis, J., Duboeuf, F., Chapuy, M. C., Meunier, P. J.: Treatment of vertebral osteoporosis with disodium monofluorophosphate: Comparison with sodium fluoride. J. Bone Min. Res. 5, Suppl. 1, 143–147 (1990)

92 Ringe, J. D.: Osteoporosetherapie mit Fluoriden. State of the Art 1992. Arzneimitteltherapie 10, 349–357 (1992)

93 Riggs, B. L., O'Fallon, W. M., Lane, A., Hodgson, S. F., Wahner, H. W., Muhs, J., Chao, E., Melton, L. J.: Clinical trial of fluoride therapy in postmenopausal osteoporotic women: Extended observations and additional analysis. J. Bone Min. Res. 9, 265–275 (1994)

94 Pak, C. Y. C., Sakhaee, K., Piziak, V., Peterson, R. D., Breslau, N. A., Boyd, P., Poindexter, J. R., Herzog, J., Heard-Sakhaee, A., Haynes, S., Adams-Huet, B., Reisch, J. S.: Slow-release sodium fluoride in the management of postmenopausal osteoporosis. A randomized controlled trial. Ann. Intern. Med. 120, 625–632 (1994)

95 Azria, M.: The calcitonins. Physiology and Pharmacology. Karger, Basel 1989

96 Wüster, C.: Calcitonin und Osteoporose. Osteologie 2, 139–150 (1993)

97 Civitelli, R., Gonnelli, S., Zachei, S., Bigazzi, S., Vattimo, A., Avioli, L. V., Gennari, C.: Bone turnover in postmenopausal osteoporosis. Effect of calcitonin treatment. J. Clin. Invest. 82, 1268–1274 (1988)

98 Ringe, J. D.: Behandlung der primären Osteoporose mit Calcium und Lachscalcitonin. Dtsch. med. Wschr. 115, 1176–1182 (1990)

99 Avioli, L. V.: Heterogeneity of osteoporotic syndromes and the response to calcitonin therapy. Calcif. Tissue Int. 49, Suppl. 2, 16–19 (1991)

100 Ringe, J. D.: Aktuelle Behandlungskonzepte bei primärer Osteoporose: Calcitonin. Schweiz. Med. Wschr. 123, 2235–2240 (1993)

101 Watts, N. B., Harris, S. T., Genant, H. K., Wasnich, R. D., Miller, P. D., Jackson, R. D., Licata, A. A., Ross, P. et al.: Intermittent cyclical etidronate treatment of postmenopausal osteoporosis. N. Engl. J. Med. 323, 73–79 (1990)

102 Rodan, G. A., Seedor, J. G., Balena, R.: Preclinical pharmacology of alendronate. Osteoporosis Int., Suppl. 3, 7–12 (1993)

103 Adami, S., Baroni, M. C., Broggini, M., Caratelli, L.: Treatment of postmenopausal osteoporosis with continuous daily oral alendronate in comparison with either placebo or nasal salmon calcitonin. Osteoporosis Int., Suppl. 3, 21–27 (1993)

104 Nordin, B. E. C.: 1-alpha-Hydroxycholecalciferol in Osteoporosis. Lancet II, 1259 (1978)

105 Ringe, J. D., Schacht, E.: Alfacalcidol in der Osteoporosetherapie. Grundlagen, Behandlungsergebnisse und Perspektiven. Arzneimitteltherapie 12, 69–73 (1994)

106 Aloia, J. F., Vaswani, A., Yeh, J. K., Ellis, K., Yasumura, S., Cohn, S. H.: Calcitriol in the treatment of postmenopausal osteoporosis. Amer. J. Med. 84, 401–408 (1988)

107 Gallagher, J. C., Riggs, B. L., Recker, R. R., Goldgar, D.: The effect of calcitriol on patients with postmenopausal osteoporosis with special reference to fracture frequency. Proc. Soc. Exp. Biol. Med. 191, 287–292 (1989)

108 Tilyard, M. W., Spears, G. F. S., Com, B., Thomson, J., Dovey, S.: Treatment of postmenopausal osteoporosis with calcitriol or calcium. N. Engl. J. Med. 326, 357–362 (1992)

Senile Osteoporose

109 Ringe, J. D.: Zur Epidemiologie der senilen Osteoporose (Typ II). Z. Geriatrie 2, 5–9 (1989)

110 Cooper, C., Campion, G., Melton, L. J., III: Hip fractures in the elderly: A world-wide projection. Osteoporosis Int. 2, 285–289 (1992)

111 Kanis, J. A.: The incidence of hip fracture in Europe. Osteoporosis Int., Suppl. 1, 10–15 (1993)

112 Nagant de Deuxchaisnes, C., Devogelaer, J. P.: Increase in the incidence of hip fractures and the ratio of trochanteric to cervical hip fractures in Belgium. Calcif. Tissue Int. 42, 201–203 (1988)

113 Aniansson, A., Zetterberg, C., Hedberg, M., Henriksson, K. G.: Impaired muscle function with aging. A background factor in the incidence of fractures of the proximal end of the femur. Clin. Orthop. Rel. Res. 191, 193–201 (1984)

114 Ringe, J. D., Rehpenning, W., Steinhagen-Thiessen, E.: Increasing skeletal involution in the elderly? Mech. Aging Develop. 29, 83–88 (1985)

115 Melton, L. J., III, Chao, E. Y. S., Lane, J.: Biomechanical aspects of fractures. In: Osteoporosis. Etiology, Diagnosis, and Management. pp. 111–131. Eds.: B. L. Riggs, L. J. Melton, Raven Press, New York 1988

116 Nevitt, M. C., Cummings, S.: Type of fall and risk of hip and wrist fractures: The study of osteoporotic fractures. J. Amer. Geriatr. Soc. 41, 1226–1234 (1993)

117 Greenspan, S. L., Myers, E. R., Maitland, L. A., Resnick, N. M., Hayes, W. C.: Fall severity and bone mineral density as risk factors for hip fracture in ambulatory elderly. J. Amer. Med. Ass. 271, 128–133 (1994)

118 Hui, S. L., Slemenda, C. W., Johnston jr., C. C.: Age and bone mass as predictors o fracture in a prospective study. J. Clin. Invest. 81, 1804–1809 (1988)

119 Tinetti, M. E., Speechley, M., Ginter, S. F.: Risk factors for falls among elderly persons living in the community. N. Engl. J. Med. 319, 1701–1707 (1988)

120 Aloia, J. F., McGowan, D., Erens, E., Miele, G.: Hip fracture patients have generalized osteopenia with a preferential deficit in the femur. Osteoporosis Int. 2, 88–93 (1992)

121 Nguyen, T., Sambrook, P., Kelly, P., Jones, G., Lord, S., Freund, J., Eisman, J.: Prediction of osteoporotic fractures by postural instability and bone density. Brit. Med. J. 307, 1111–1115 (1993)

122 Faulkner, K. G., Cummings, S. R., Black, D., Palermo, L., Glüer, C. C., Genant, H. K.: Simple measurement of femoral geometry predicts hip fracture: Th study of osteoporotic fractures. J. Bone Min. Res. 8, 1211–1217 (1993)

123 Tsai, K.-S., Heath, H., III, Kumar, R., Riggs, B. L.: Impaired vitamin D metabolism with aging in women. Possible role in pathogenesis of senile osteoporosis. J. Clin. Invest. 73, 1668–1672 (1984)

124 McKenna, M. J.: Differences in vitamin D status between countries in young adults and the elderly. Amer. J. Med. 93, 69–77 (1992)

125 Bühring, M., Saller, R.: Physikalische Therapie und Krankengymnastik bei Osteoporose. Z. Geriatrie 2, 33–41 (1989)

126 Kaplan, R. S., Sinaki, M.: Posture training support: preliminary report on a series of patients with diminished symptomatic complications of osteoporosis. Mayo Clin. Proc. 68, 1171–1176 (1993)

127 Ringe, J. D.: Die Hirnleistung ist ein entscheidender prognostischer Faktor bei Erkrankungen im höheren Lebensalter. Eine Analyse am Beispiel proximaler Femurfrakturen. Z. Geriatrie 3, 315–318 (1990)

128 Ringe, J. D.: Altersosteoporose – Prophylaxe und Therapie. Z. Gerontol. 26, 34–38 (1993)

129 Ringe, J. D., Ibbeken, F., Steinhagen-Thiessen, E., Meier-Baumgartner, H. P.: Osteoporoseprävention durch Gymnastik im höheren Lebensalter. Z. Geriatrie 1, 86–90 (1988)

130 Dequeker, J., Geusens, P.: Anabolic steroids and osteoporosis. Acta Endocrinol. Suppl. 271, 45–52 (1985)

131 Ray, W. A., Griffin, M. R., Downey, W., Melton, L. J., III: Long-term use of thiazide diuretics and risk of hip fracture. Lancet I, 687–690 (1989)

132 Felson, D. T., Sloutskis, D., Anderson, J. J., Anthony, J. M., Kiel, D. P.: Thiazide diuretics and the risk of hip fracture. Results from the Framingham study. J. Amer. Med. Ass. 265, 370–373 (1991)

133 Chapuy, M. C., Arlot, M. E., Duboeuf, F., Brun, J., Crouzet, B., Arnaud, S., Delmas, P. D., Meunier, P. J.: Vitamin D_3 and calcium to prevent hip fractures in elderly women. N. Engl. J. Med. 327, 1637–1642 (1992)

134 Chapuy, M. C., Arlot, M. E., Delmas, P. D., Meunier, P. J.: Effect of calcium and cholecalciferol treatment for three years on hip fractures in elderly women. Brit. Med. J. 308, 1081–1082 (1994)

Sekundäre Osteoporosen

135 Ringe, J. D.: Sekundäre Osteoporosen. In: Osteoporose. Pathogenese, Diagnostik und Therapiemöglichkeiten. Hrsg.: J. D.
Ringe, pp. 409–483. Walter de
Gruyter, Berlin 1991

136 Johnson, B. E., Lucasey, B.,
Robinson, R. G., Lukert, B. P.:
Contributing diagnoses in osteoporosis. Arch. Intern. Med. 149,
1069–1072 (1989)

137 Ringe, J. D., Wander-Dam-
mann, M., Kruse, H.-P.: Ist der
primäre Hyperparathyreoidismus ein Osteoporose-Risikofak-
tor? Med. Klin. 82, 763–767
(1987)

138 Wüster, C., Slenczka, E., Zieg-
ler, R.: Erhöhte Prävalenz von
Osteoporose und Arteriosklerose
bei konventionell substituierter
Hypophysenvorderlappeninsuffi-
zienz: Bedarf einer zusätzlichen
Wachstumshormonsubstitution?
Klin. Wschr. 69, 769–773 (1991)

139 Hawkins, F., Rigopoulou, D.,
Papapietro, K., Lopez, M. B.:
Spinal bone mass after long-
term treatment with L-thyro-
xine in postmenopausal women
with thyroid cancer and chronic
lymphocytic thyroiditis. Calcif.
Tissue Int. 54, 16–19 (1994)

140 McNair, P., Madsbad, S., Chri-
stensen, M. S., Christiansen, D.,
Faber, O. K., Binder C.: Bone
mineral loss in insulin treated
diabetes mellitus: studies on
pathogenesis. Acta Endocrinol.
90, 463–472 (1979)

141 Bouillon, R.: Diabetic bone disease. Calcif. Tissue Intern. 49,
155–160 (1991)

142 Kühnau, J., Kruse, H.-P., Ringe.
J. D.: Generalisierte Osteopenie
bei Diabetes mellitus Typ I:
Densitometrische Langzeitstu-
die über 15 Jahre. Osteologie 1,
186–191 (1992)

143 Fuller, K., Chambers, T. J., Gallagher, A. C.: Heparin augments
osteoclast resorption-stimulating
activity in serum. J. Cell. Phy-
siol. 147, 208–214 (1991)

144 Nassim, J. R., Higgins, B. A.:
Control of idiopathic hypercal-
ciuria. Brit. Med. J. 1, 675–681
(1965)

145 Sambrook, P. N., Eisman, J. A.,
Yeates, M. G., Pocock, N. A.,
Eberl, S., Champion, G. D.:
Osteoporosis in rheumatoid
arthritis: safety of low dose corticoids. Ann. Rheumat. Dis. 45,
950–953 (1986)

146 Ringe, J. D.: Knochendichtemessung bei rheumatoider Arthritis
und Therapieergebnisse bei Ste-
roidosteoporose. Z. Rheumatol.
47, 310 (1988)

147 Burckhardt, P.: Corticoids and
bone: a review. Hormone Res.
20, 59–64 (1984)

148 Ringe, J. D.: Die kortikoidindu-
zierte Osteoporose. Prax. Klin.
Pneumol. 42, 159–164 (1988)

149 Reid, I. R.: Pathogenesis and
treatment of steroid osteoporosis. Clin. Endocrinol. 30, 83–
103 (1989)

150 Lufkin, E. G., Wahner, H. W.,
Bergstralh, E. J.: Reversibility
of steroid-induced osteoporosis.
Amer. J. Med. 85, 887–888
(1988)

151 Ringe, J. D.: Pathogenese der
Kortikoidosteoporose. Fortschr.
Med. 108, 393–396 (1990)

152 Ringe, J. D., Welzel, D.: Salmon calcitonin in the therapy of corticoid-induced osteoporosis. Europ. J. Clin. Pharmacol. 33, 35–39 (1987)

153 Meys, E., Terraux-Duvert, F., Beaume-Six, T., Dureau, G., Meunier, P. J.: Bone Loss after cardiac transplantation: effects of calcium, calcidiol and monofluorophosphate. Osteoporosis Int. 3, 1–8 (1993)

154 Szmukler, G. I., Brown, S. W., Parsons, V., Darby, A.: Premature loss of bone in chronic anorexia nervosa. Brit. med. J. 290, 26–27 (1985)

155 Ding, J.-H., Sneckter, C. B., Drinkwater, B. L., Soules, M. R., Bremner, W. J.: High serum cortisol levels in exercise-associated amenorrhea. Ann. Intern. Med. 108, 530–534 (1988)

156 Francis, R. M., Peacock, M., Aaron, J. E., Selby, P. L., Taylor, G. A., Thompson, J., Marshal, D. H., Horsman, A.: Osteoporosis in hypogonadal men: Role of decreased plasma 1,25-dihydroxyvitamin D, calcium malabsorption, and low bone formation. Bone 7, 261–268 (1986)

157 Ringe, J. D., Mertelsmann, R.: Fehldiagnose „Osteoporose" beim diffusen Plasmozytom. Ein Beitrag zur Diagnostik des Plasmozytoms. Dtsch. med. Wschr. 102, 928–931 (1977)

158 Heider, A., Niederle, N., Ringe, J. D., Keck, E.: Verzögerung der Plasmozytomdiagnose durch führende Osteoporosesymptome. Osteologie 2, 80–86 (1993)

159 Kruse, H.-P., Ringe, J. D., Tomforde-Brunckhorst, R.: Die einheimische Sprue, oft verkannte Ursache hochgradiger generalisierter Osteopathien. Dtsch. med. Wschr. 112, 1155–1159 (1987)

160 Hodgson, S. F., Dickson, E. R., Wahmer, H. W., Johnson, K. A., Mann, K. G., Riggs, B. L.: Bone loss and reduced osteoblast function in primary biliary cirrhosis. Ann. intern. Med. 103, 855–860 (1985)

161 Bode, S., Hassager, C., Gudmand-Høyer, E., Christiansen, C.: Body composition an calcium metabolism in adult treated coeliac diseases. Gut 32, 1342–1345 (1991)

162 Schäfer, H., Baerwald, C.: Intestinale Osteopathie nach Magenteilresektion. Dtsch. med. Wschr. 117, 177–180 (1992)

Osteoporose bei Männern

163 Jesserer, H.: Osteoporose beim Mann. Therapiewoche Österreich 4, 205–211 (1989)

164 Ringe, J. D.: Osteoporose bei Männern? Dtsch. med. Wschr. 119, 80–82 (1994)

165 Drinka, P. J., Bauwens, S. F., Desmet, A. A.: Atraumatic vertebral deformities in elderly males. Calcif. Tissue Int. 41, 299–302 (1987)

166 Ringe, J. D.: Pathomechanismen der Osteoporose des Mannes. Rheuma 12, 167–172 (1992)

167 Seeman, E., Melton, L. J., II, O'Fallon, W. M., Riggs, B. L.: Risk factors for spinal osteoporosis in men. Amer. J. Med. 75, 977–983 (1983)

168 Francis, R. M., Peacock, M., Marshall, D. H., Horsman, A., Aaron, J. E.: Spinal osteoporosis in men. Bone and Mineral 5, 347–357 (1988)

169 Jackson, J. A., Kleerekoper, M.: Osteoporosis in men: Diagnosis, pathophysiology, and prevention. Medicine 69, 137–152 (1990)

170 Linkswiler, H. M., Joyce, C. L., Anand, C. R.: Calcium retention of young adult males as affected by level of protein and of calcium intake. Trans. N. Y. Acad. Sci. 36, 333–340 (1974)

171 Curhan, G. C., Willett, W. C., Rimm, E. B., Stampfer, M. J.: A prospective study of dietary calcium and other nutrients and the risk of symptomatic kidney stones. N. Engl. J. Med. 328, 833–838 (1993)

172 Barzel, U. S.: Osteoporosis in young men. Arch. Intern. Med. 142, 2079–2080 (1982)

173 Perry, H. M., Fallon, M. D., Bergfield, M.: Osteoporosis in young men. A syndrome of hypercalcuria and accelerated bone turnover. Arch. Intern. Med. 142, 1295–1298 (1982)

174 Meier, D. E., Orwoll, E. S., Jones, J. M.: Marked disparity between trabecular and cortical bone loss with age in healthy men. Ann. Intern. Med. 101, 605–612 (1984)

175 Kuhlencordt, F., Kruse, H.-P.: Maligne primäre Osteoporose. Eine Sonderform bei Männern im frühen und mittleren Lebensalter. Internist 26, 511–520 (1985)

176 Rigotti, N. A., Neer, R. M., Jameson, L.: Osteopenia and bone fractures in a man with anorexia nervosa and hypogonadism. J. Amer. Med. Ass. 256, 385–388 (1986)

177 Cockram, C. S.: Fractures due to severe generalised osteoporosis in a 44-year-old male with diabetes mellitus. Diabetes Res. Clin. Pract. 5, 77–80 (1988)

178 Gordon, G. G., Altman, K., Southern, A. L., Rubin, E., Lieber, C. S.: Effect of alcohol (ethanol) administration on sex-hormone metabolism in normal men. N. Engl. J. Med. 295, 793–797 (1976)

179 Spencer, H., Rubio, N., Rubio, E., Indreika, M., Seitam, A.: Chronic alcoholism. Frequently overlooked cause of osteoporosis in Men. Amer. J. Med. 80, 393–397 (1986)

180 Bikle, D. D.: Effects of alcohol abuse on bone. Comprehens. Ther. 14, 16–20 (1988)

181 Diamond, T., Stiel, D., Lunzer, M., Wilkinson, M., Posen, S.: Ethanol reduces bone formation and may cause osteoporosis. Amer. J. Med. 86, 282–288 (1989)

182 Ringe, J. D., Dorst, A. J.: Osteoporose bei Männern. Pathogenese und klinische Einteilung bei 254 Fällen. Dtsch. med. Wschr. 119, 943–947 (1994)

183 Kanis, J. A., Melton, L. J., III, Christiansen, C., Johnston, C. C., Khaltaev, N.: Perspective. The diagnosis of osteoporosis. J. Bone Min. Res. 9, 1137–1141 (1994)

184 Baran, D. T., Bergfeld, M. A., Teitelbaum, S. L., Avioli, L. V.: Effect of testosterone therapy on bone formation in an osteoporotic hypogonadal male. Calcif. Tissue Int. 26, 103–106 (1978)

185 Finkelstein, J. S., Klibanski, A., Neer, R. M., Doppelt, S. H., Rosenthal, D. I., Segre, G. V., Crowley, W. F. jr.: Increase in bone density during treatment of men with idiopathic hypogonadotropic hypogonadism. J. Clin. Endocrinol. Metab. 69, 776–783 (1989)

186 Orwoll, E. S., Oviatt, S. K., McClung, M. R., Deftos, L. J., Sexton, G.: The rate of bone mineral loss in normal men and the effects of calcium and cholecalciferol supplementation. Ann. Intern. Med. 112, 29–34 (1990)

187 Lemann, J., Gray, R. W., Pleuss, J. A.: Potassium bicarbonate, but not sodium bicarbonate reduces calcium excretion and improves calcium balance in healthy men. Kidney Intern. 35, 688–695 (1989)

188 Gullestad, L., Dolva, L. Ø., Søland, E., Manger, A T., Falch, D., Kjekshus, J.: Oral magnesium supplementation improves metabolic variables and muscle strength in alcoholics. Alcohol Clin. Exp. Res. 16, 986–990 (1992)

189 Ringe, J. D., Schmidt, R.: Therapeutic experience with the combination monofluorophosphate and calcium. Proceedings Fourth Intern. Symp. on Osteoporosis, HongKong, Eds.: C. Christiansen, B. J. Riis, pp. 433–434, Aalborg ApS 1993

Sachverzeichnis